Schriften der Mathematisch-naturwissenschaftlichen Klasse
der Heidelberger Akademie der Wissenschaften
Nr. 7 (2000)

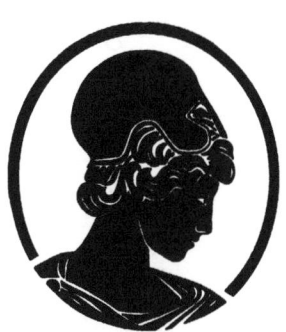

Springer
*Berlin
Heidelberg
New York
Barcelona
Hongkong
London
Mailand
Paris
Singapur
Tokio*

Heinz Häfner

Ist es alles nur die Krankheit?

Neue Ergebnisse aus der Schizophrenieforschung

Vorgetragen am 19. Juni 1999

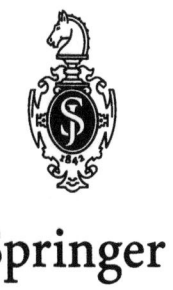

Springer

Prof. Dr. Dr. Dres. h.c. Heinz Häfner
Zentralinstitut für Seelische Gesundheit
Postfach 12 21 20
68072 Mannheim
hhaefner@as200.zi-mannheim.de

Die „Sitzungsberichte der Heidelberger Akademie der Wissenschaften –
Mathematisch-naturwissenschaftliche Klasse" haben von nun an
die geänderte Bezeichnung
„Schriften der Mathematisch-naturwissenschaftlichen Klasse der
Heidelberger Akademie der Wissenschaften."
Die Zählung ist nunmehr fortlaufend – beginnend mit 1 – ,
d.h. nicht mehr jahrgangsweise.
Die Supplemente werden mit den „Sitzungsberichten" unter dem
neuen Reihentitel vereinigt.

Wir danken der Deutschen Forschungsgemeinschaft für die großzügige
Förderung der zugrundeliegenden Untersuchungen vom 1.1.87 bis 31.12.98
im Sfb 258 und seither als Einzelprojekt: „ABC = Schizophreniestudie"

Die Deutsche Bibliothek – CIP-Einheitsaufnahme
Häfner, Heinz: Ist es alles nur die Krankheit? : neuere Ergebnisse aus der Schizophrenieforschung /
Heinz Häfner. – Berlin; Heidelberg; New York; Barcelona; Hongkong; London; Mailand; Paris;
Singapur; Tokio: Springer, 2000
(Schriften der Mathematisch-Naturwissenschaftlichen Klasse der Heidelberger Akademie
der Wissenschaften; Nr. 7)
ISBN 3-540-67494-2

ISBN 3-540-67494-2 Springer-Verlag Berlin Heidelberg New York

Dieses Werk ist urheberrechtlich geschützt. Die dadurch begründeten Rechte, insbesondere die der Übersetzung, des Nachdrucks, des Vortrags, der Entnahme von Abbildungen und Tabellen, der Funksendung, der Mikroverfilmung oder der Vervielfältigung auf anderen Wegen und der Speicherung in Datenverarbeitungsanlagen, bleiben, auch bei nur auszugsweiser Verwertung, vorbehalten. Eine Vervielfältigung dieses Werkes oder von Teilen dieses Werkes ist auch im Einzelfall nur in den Grenzen der gesetzlichen Bestimmungen des Urheberrechtsgesetzes der Bundesrepublik Deutschland vom 9. September 1965 in der jeweils geltenden Fassung zulässig. Sie ist grundsätzlich vergütungspflichtig. Zuwiderhandlungen unterliegen den Strafbestimmungen des Urheberrechtsgesetzes.

Springer-Verlag ist ein Unternehmen der Fachverlagsgruppe BertelsmannSpringer.
© Springer-Verlag Berlin Heidelberg 2000

Die Wiedergabe von Gebrauchsnamen, Handelsnamen, Warenbezeichnungen usw. in diesem Werk berechtigt auch ohne besondere Kennzeichnung nicht zu der Annahme, daß solche Namen im Sinne der Warenzeichen- und Markenschutz-Gesetzgebung als frei zu betrachten wären und daher von jedermann benutzt werden dürften.

Produkthaftung: Für Angaben über Dosierungsanweisungen und Applikationsformen kann vom Verlag keine Gewähr übernommen werden. Derartige Angaben müssen vom jeweiligen Anwender im Einzelfall anhand anderer Literaturstellen auf ihre Richtigkeit überprüft werden.

Gedruckt auf säurefreiem Papier   SPIN: 10769143   08/3142PS - 5 4 3 2 1 0

Vorwort

In mehr als 100 Jahren Schizophrenieforschung haben wir große Fortschritte in der Therapie der akuten schizophrenen Psychose und in der Verminderung des Rückfallrisikos gemacht. Die kognitive und soziale Beeinträchtigung, die mit der Krankheit sehr häufig einhergeht, entzieht sich dagegen bis heute einer wirksamen Vorbeugung oder Behandlung. Für den chronischen Verlauf, die sozialen Folgen und das Lebensschicksal der Kranken sind diese Behinderungen weitaus bedeutsamer als die psychotischen Episoden. Die systematischen Studien, die hier dargestellt werden, sind unter der Absicht unternommen worden, Zeitpunkt des Auftretens und Art dieser Behinderung und die Entstehung ihrer Folgen sorgfältig zu untersuchen. Die Ergebnisse eröffnen neue Einsichten in den Frühverlauf der Krankheit und in das komplexe Zusammenwirken von Entwicklungsfaktoren biologischer und psychologischer Prozesse in der Entstehung der Krankheitsfolgen. Sie haben weltweit eine hoffnungsvolle Entwicklung gezielter Frühinterventionen mit angestoßen.

Inhalt

Einleitung 1

Wann beginnt die Schizophrenie? 5

Wie beginnt die Schizophrenie? 5

Womit beginnt die Schizophrenie? 7

Negativsymptomatik und soziale Behinderung im Frühverlauf
und ihre Folgen für den weiteren Verlauf 9

Wann kommt es zu behindernden Folgen im Verlauf der Krankheit? 10

Der soziale Verlauf in der Frühphase 11

Die Bedeutung des Entwicklungsstands und der sozialen
Krankheitsfolgen für den weiteren Verlauf 12

Die Bedeutung des – geschlechtsspezifischen – Krankheitsverhaltens 13

Welche Faktoren bestimmen nun den sozialen Verlauf
der Schizophrenie? Analyse an Prädiktormodellen 15

Depression im Frühverlauf und ihre Bedeutung
für den weiteren Verlauf der Schizophrenie 17

Komorbidität mit Alkohol- und Substanzmißbrauch 22

Folgen von Alkohol- und Substanzmißbrauch 24

Schlußbemerkungen 27

Literatur 29

Einleitung

Die Schizophrenie ist eine in allen bisher untersuchten Kulturen in annähernd gleicher Häufigkeit und mit annähernd gleichen Symptomen auftretende Erkrankung. Sie führt meist zu schwerwiegenden Folgen für die von der Krankheit Betroffenen, für ihre Familien und trotz ihrer relativen Seltenheit auch für die Volkswirtschaft: Nur knapp ein Fünftel der Ersterkrankungen heilt ohne Rückfälle und überdauernde Folgen aus. Die Mehrzahl der Ersterkrankungen führt, bei hoher Variabilität der Verläufe, zu Rückfällen und zu überdauernden, mehr oder weniger schweren sozialen und kognitiven Behinderungen. Die Lebenszeitprävalenz, d.h. das Risiko, wenigstens einmal im Laufe des Lebens an Schizophrenie zu erkranken, liegt bei 0,8-1,0 % der Bevölkerung und damit wesentlich niedriger als jenes der großen Zivilisationskrankheiten. Dennoch rangiert die Schizophrenie, gemessen an der Zahl der durch Behinderung verlorenen Lebensjahre, in der Altersgruppe der 15-44Jährigen an der vierten Stelle aller Erkrankungen in den entwickelten Ländern (Murray & Lopez 1996), wie Tabelle 1 zeigt.

Ein wesentlicher Grund für diese äußerst ungünstige Bilanz der Krankheitsfolgen liegt in den Grenzen der Wirksamkeit unseres gegenwärtigen Behandlungsrepertoires begründet. Wir verfügen derzeit zwar über Medikamente und psychologische Behandlungsmethoden, die es erlauben, die Psychose selbst in rund 80 % der Behandelten in kurzer Zeit zum Abklingen zu bringen und den psycho-

Tabelle 1. Die 10 Hauptursachen für DALYs (= Disability Adjusted Life Years, mit Behinderung verbrachte Lebensjahre) in der Altersgruppe 15-44 Jahre 1990 in entwickelten Ländern

Ursache	DALYs (in 1000)
Unipolare „major"-Depression	7574
Alkoholmißbrauch	5477
Verkehrsunfälle	5304
Schizophrenie	3028
Selbstschädigung (inkl. Suizid)	2641
Bipolare Erkrankungen	2241
Substanzmißbrauch	1829
Zwangskrankheiten	1662
Arthritis	1634
Gewalttaten	1507

Quelle: Murray & Lopez 1996

tischen Rückfällen wirksam vorzubeugen. Die für Lebensqualität und Schicksal der Kranken am meisten belastenden Symptome oder Störungsmuster, die zur sozialen und kognitiven Behinderung führen, werden jedoch damit nicht oder nicht wesentlich gemildert.Versuche, dieses schwerwiegende Risiko besser zu steuern, erfordern deshalb seit jeher hohe Aufmerksamkeit in der Schizophrenieforschung. Die Wege, die dazu eingeschlagen wurden, konzentrieren sich auf die Aufdeckung der Ursachen der Krankheit, die Entwicklung einer kausalen Prävention oder Therapie und auf Sekundärprävention: den Übergang von der Behandlung der vollentwickelten Psychose zu einer früher einsetzenden und auf Verhinderung oder Verminderung der Krankheitsfolgen zielenden Behandlung.

Die Ursachenforschung hat zwar durch neuere epidemiologische, neurochemische, molekularbiologische und funktionell bildgebende Verfahren eine Fülle neuer Einsichten in das Spektrum ursächlicher Risikofaktoren und krankhafter Prozesse bei der Schizophrenie eröffnet. Ansatzpunkte einer Primärprävention oder kausalen Therapie sind jedoch noch nicht in Sicht. Für die nahe Zukunft konzentrieren sich deshalb die Hoffnungen auf die Erforschung der Vorstufen der Krankheit mit dem Ziel, durch Frühintervention den Ausbruch der Psychose verhindern oder wenigstens verzögern und vor allem ihre kognitiv und sozial behindernden Symptome beseitigen oder mildern zu können. In der ersten Abhandlung des Jahrgangs 1993/1994 der Sitzungsberichte der Heidelberger Akademie der Wissenschaften habe ich unter dem Titel „Weshalb erkranken Frauen später an Schizophrenie?" bereits einige Ergebnisse der mit diesem Ziel im Rahmen des Sfb 254 1978 begonnenen ABC-Schizophreniestudie vorgestellt. Wir hatten eine im Mittel 3-4 Jahre betragende Verzögerung des Krankheitsausbruchs bei Frauen im Vergleich zu Männern gefunden, die hinsichtlich eines gleichen Lebenszeitrisikos mit einem zweiten Erkrankungsgipfel der Frauen nach dem Klimakterium ausgeglichen wird. Mit einem auf drei Methodenebenen – Epidemiologie, Tierversuche, kontrollierte klinische Studie – voranschreitenden Design konnten wir die Ursache dieses altersgebundenen Verzögerungseffekts des Krankheitsausbruchs in der protektiven Wirkung des Geschlechtshormons Östrogen aufdecken (Häfner et al. 1991, Riecher-Rössler et al. 1994). Durch seine sensitivitätsmindernde Wirkung auf zentrale D2-Rezeptoren und einen analogen Effekt auf die serotonerge und glutamaterge Neurotransmission im Gehirn erhöht dieses Geschlechtshormon offensichtlich die Schwelle für die Auslösung einer Psychose.

Wir konnten auch zeigen, daß der Schutzeffekt von Östrogen in dem Ausmaße abnimmt, in dem die Stärke der Krankheitsdisposition, operationalisiert als das Ausmaß der genetischen Belastung, zunimmt (Könnecke et al. 1999). Genetisch stark belastete Frauen erkranken im Mittel nicht mehr wesentlich später als Männer, während der Altersunterschied der Geschlechter bei sporadischen Ersterkrankungen auf 5-7 Jahre ansteigt. Einen ähnlichen, wenn auch deutlich schwächeren Effekt konnten wir beim zweiten Hauptrisikofaktor für Schizophrenie, Belastung mit embryonalen oder perinatalen Hirnschäden, nachweisen (Könnecke et al. 1999).

Im Zuge dieser Mehrebenenstudie, mit der wir erstmals den Krankheitsbeginn systematisch mit derzeit optimalen Methoden erfaßt haben, untersuchten wir nun das Wie (akut, subakut, schleichend-chronisch), Wann (Ersterkrankungsalter) und Womit (erste Zeichen der Krankheit) des Krankheitsausbruchs. Der zweite Schritt unserer Analyse galt dem Frühverlauf bis zum Beginn der Behandlung unter dem Ziel, die Krankheit früher erkennen zu können. Wir hofften, auf diesem Wege die Risiken des Frühverlaufs für den späteren Verlauf der Schizophrenie, in Sonderheit für die Entwicklung von Behinderungen, aufdecken und Ansatzpunkte für Frühintervention gewinnen zu können.

Da die Schizophrenie wie viele körperliche Erkrankungen häufig mit unspezifischen Vorzeichen, sog. Prodromi, beginnt, die bis dahin noch nicht systematisch erfaßt worden waren, mußten wir zunächst ein geeignetes Instrumentarium entwickeln. Wir konstruierten zu diesem Zweck das semistrukturierte Interview IRAOS (Häfner et al. 1990, 1999b) einerseits auf der Basis bewährter internationaler Instrumente zur Symptomerfassung, andererseits auf der Basis systematischer Befragungen nach Vorzeichen der Krankheit. Wir haben damit Kranke unmittelbar nach ihrem ersten ärztlichen Kontakt und parallel dazu ihre Angehörigen befragt und zusätzlich verfügbare Aufzeichnungen, etwa hausärztliche Untersuchungsberichte, analysiert. Die Angaben über das Auftreten der Symptome wurden zur Minimierung der Erinnerungsmängel in eine durch Ankerereignisse strukturierte Zeitmatrix eingeordnet und über die genannten drei Quellen hinweg verglichen. Mit dem genannten Instrument erfaßten wir auch die individuelle soziale Entwicklung vor dem Ausbruch und im weiteren Verlauf der Krankheit. Die Details unseres methodischen Vorgehens haben wir an anderer Stelle ausführlich beschrieben (Häfner et al. 1993).

Um zu verallgemeinerungsfähigen Aussagen zu kommen, haben wir eine große repräsentative Stichprobe von 276 an Schizophrenie und schizophrenieähnlichen Leiden nach Kriterien der Internationalen Klassifikation der Krankheiten (ICD-9: 295, 297, 298.3/4) erkrankten Personen aus einer halbländlichen, halbstädtischen deutschen Bevölkerung von ca. 1,5 Mio. (Mannheim, Heidelberg, Ludwigshafen, Rhein-Neckar-Kreis und Vorderpfalz) während oder unmittelbar nach ihrer ersten Krankenhausaufnahme mit einem umfassenden Set von Instrumenten untersucht. 232 oder 84 % dieser Kranken hatten nach den Ergebnissen des IRAOS-Interviews ihre erste psychotische Krankheitsphase, während bei den übrigen 16 % bereits eine mindestens 14tägige, meist unerkannte und unbehandelte Episode mit psychotischen Symptomen vorausgegangen war.

Abb. 1 illustriert in schematischer Weise das Design unserer Studie. Es besteht aus einem retrospektiven Abschnitt, dem Frühverlauf vom Ausbruch bis zur Erstaufnahme, und einem prospektiven Abschnitt des weiteren Verlaufs über 5 Jahre nach Erstaufnahme. Zum Zeitpunkt der ersten Untersuchung, die in der Regel auf dem Höhepunkt der ersten psychotischen Episode erfolgte, wurden bei der gesamten Stichprobe von 232 Personen retrospektiv mit IRAOS Zeitpunkt, Art und Symptomatik des Krankheitsausbruchs, der Stand der sozialen Entwicklung zu diesem Zeitpunkt, die weitere individuelle Entwicklung und der Frühverlauf der Krankheit mit der Akkumulation der Symptome bis zur Erstauf-

Design:

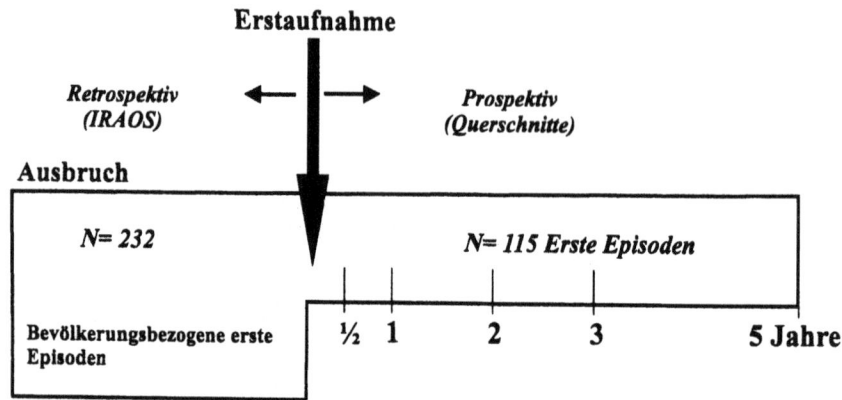

Abb. 1. ABC-Schizophreniestudie zum mittelfristigen Verlauf der Schizophrenie

nahme erfaßt. Um die Bedeutung des Frühverlaufs für den weiteren Verlauf beurteilen zu können, haben wir eine ebenso repräsentative Teilstichprobe von 115 ersten Episoden von der Erstaufnahme an in 6 Querschnitten über 5 Jahre hin weiter untersucht (s. Abb. 1). Diese Periode der prospektiven Analyse des weiteren Verlaufs der Schizophrenie diente vor allem der Ermittlung der Folgen von Krankheitsausbruch und Frühverlauf. Die retrospektive Untersuchungsperiode, deren Ergebnisse wir zuerst auszugsweise darstellen wollen, diente der Erfassung des sozialen Entwicklungsstands bei Beginn der Krankheit, dem Wann, Wie und Womit des Krankheitsausbruchs und der Entwicklung der Krankheit in dieser frühen Verlaufsperiode bis zum Höhepunkt der ersten psychotischen Episode. Um eine verläßliche Beurteilungsbasis für die krankheitsbedingten Veränderungen und Entwicklungsdefizite zu gewinnen, haben wir mit Kontrollen verglichen, die wir nach Alter, Geschlecht und Wohnort gematcht aus dem Einwohnermelderegister gezogen und ebenfalls mit IRAOS interviewt hatten.

Bei der Darstellung der Ergebnisse werden wir uns auf die drei für den weiteren Verlauf der Krankheit wichtigsten Störungsdimensionen konzentrieren: 1) das Auftreten der sog. Negativsymptomatik (durch Defizite gegenüber dem normalen Verhalten gekennzeichnete Symptome) und der mit ihr verbundenen kognitiven Beeinträchtigung und sozialen Behinderung, 2) der positiven (psychotischen) und der unspezifischen Symptome der Krankheit, 3) der depressiven Symptome und 4) auf die mit der Krankheit eng verknüpfte und folgenschwere Problematik des Alkohol- und Substanzmißbrauchs.

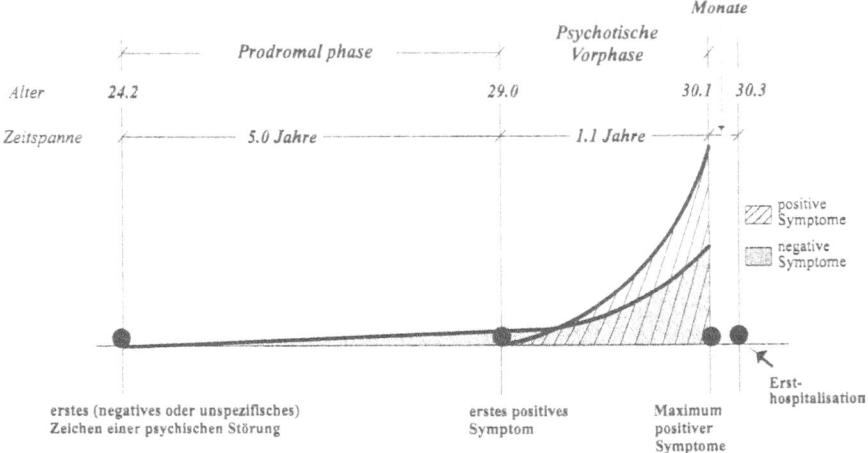

Abb. 2. Die Vorphasen der Schizophrenie vom ersten Zeichen der Erkrankung bis zur Erstaufnahme für beide Geschlechter. N = 232 (108 Männer, 124 Frauen). Quelle: Häfner et al. 1995a

Wann beginnt die Schizophrenie?

Wie Abb. 2 zeigt, tritt das ersten Zeichen der Krankheit in der von uns untersuchten deutschen Bevölkerung im mittleren Alter von 22,5 Jahren bei Männern und 26,4 Jahren bei Frauen auf. Zwischen Männern und Frauen besteht der in unseren früheren Veröffentlichungen berichtete Unterschied im Ersterkrankungsalter. In paralleler Abfolge lassen sich im Anschluß an das erste Zeichen der Krankheit die Meilensteine der Frühentwicklung ausmachen: das erste negative Symptom, das erste positive Symptom. Der Höhepunkt der ersten Episode findet sich bei Männern im mittleren Alter von 28, bei Frauen von 32 Jahren. Dieser zeitlich um vier Jahre verschobene, aber in der Abfolge parallele Verlauf der Krankheit von ihrem Ausbruch über die unspezifische Prodromalphase und die psychotische Vorphase bis zum Höhepunkt der ersten Episode läßt bereits vermuten, daß, vom Geschlechtsunterschied im Ersterkrankungsalter abgesehen, der Frühverlauf der Krankheit bei Männern und Frauen weitgehend gleich ist.

Wie beginnt die Schizophrenie?

Akut, d.h. innerhalb eines Monats ab Krankheitsausbruch, entwickeln sich nur 18 % der schizophrenen Erkrankungen in unserer Bevölkerung. In den meisten Fällen handelt es sich dabei um den Ausbruch einer akuten Psychose, bei der die psychotischen oder positiven Symptome wie Wahn, Halluzinationen und Denkstörungen allerdings auch von rasch zunehmenden negativen und unspezifischen Symptomen begleitet sind. 15 % beginnen subakut mit Verlaufsdauern von einem

Tabelle 2. Dauer der Vorphase der Schizophrenie vom Ausbruch und vom ersten psychotischen Symptom bis zum Erstkontakt oder Erstaufnahme nach ausgewählten Studien[1]

Autor	Fallzahl	Dauer ab 1. Zeichen (Jahre)	Dauer ab 1. Psychot. Symptom (Jahre)
Gross 1969/Deutschland	290	3,5	
Lindelius 1970/Schweden	237		4,4[2]
Huber et al. 1979/ Deutschland	502	3,3	
Loebel et al. 1992/USA	70	2,9	1,0
Beiser et al. 1993/Kanada	70	2,1	1,0
McGorry et al. 1996/ Australien	200	2,1	1,4
Lewine 1980/USA	97		1,9
Häfner et al. 1995/ Deutschland	232	5,0[3]	1,1
Johannessen et al. 1999/ Norwegen	43		2,2

[1] Unterschiedliche methodische Standards
[2] Alter beim Erstauftreten psychotischer Symptome oder deutlicher Persönlichkeitsveränderungen, die auf eine psychische Erkrankung hindeuten
[3] Nur Prodromalphase bis zum ersten psychotischen Symptom

Monat bis zu einem Jahr zwischen Krankheitsausbruch und Höhepunkt der ersten Episode. Die Mehrzahl der Schizophrenien aber (68 %) beginnt chronisch mit einem Verlauf von mehr als einem Jahr bis zur ersten Episode und damit auch zum ersten Behandlungskontakt.

In der Regel ist die beunruhigende oder verwirrende Symptomatik der Psychose Anlaß für den Kranken selbst und seine Umwelt, die Krankheit als solche zu erkennen und ärztliche Hilfe aufzusuchen. Im Mittel kommt es nahezu zwei Monate nach dem Höhepunkt der ersten Episode zur ersten stationären Aufnahme und damit zur Einleitung einer gezielt antipsychotischen Behandlung. Die ambulante Behandlung der Psychose spielte zur Zeit unserer Erstuntersuchung noch eine sehr geringe Rolle.

Die mittlere Dauer der Prodromalphase bis zum Auftreten des ersten psychotischen Symptoms ist mit 5 Jahren erstaunlich lang. Der Median von 2,33 Jahren weist allerdings auf eine linksschiefe Verteilung und damit auf eine Häufigkeitszunahme nach kürzeren Verlaufsdauern hin. Dennoch ist die Zeitspanne von über einem Jahr, die bis zum Erkennen der Krankheit und zur Einleitung einer wirksamen Behandlung bei zwei Drittel aller schizophrenen Erkrankungen vergeht, zu lang. Sie ist weder durch einen besonders hohen Grad der Verleugnung der Krankheit in unserer Untersuchungsregion noch durch ein unterentwickeltes System ärztlicher Versorgung zu erklären. Die beiden genannten Bedingungen stellen sich im Vergleich mit anderen untersuchten Ländern eher günstig dar.

Tabelle 2 weist 9 mit unterschiedlichen Methoden durchgeführte Studien zur Ermittlung der Dauer der unbehandelten Krankheit – einschließlich der unspezifischen Prodromalphase – und der Dauer der unbehandelten Psychose bei Schizophrenie in unterschiedlichen Ländern auf. Obwohl unsystematische Studien eher zu einer Unterschätzung der Verlaufsdauern tendieren, zeigt sich, daß die mittlere Dauer der unbehandelten Psychose durchwegs ein Jahr oder mehr und die mittlere Dauer der unbehandelten Krankheit überall mehrere Jahre beträgt. Allein dieses Ergebnis ist eine Herausforderung zur Früherkennung und -behandlung.

Womit beginnt die Schizophrenie?

Nur 6,5 % der Schizophrenien beginnen in der Regel akut, mit positiven Symptomen allein. 20 % beginnen im selben Monat mit positiven und negativen Symptomen, während sich die Mehrzahl, nämlich 73 %, erst nach einer meist längeren Phase unspezifischer und negativer Symptome, d.h. mit einer echten Prodromalphase, bis zur psychotischen Episode entwickeln.

Betrachtet man die 10 häufigsten Symptome (Tabelle 3), mit denen die Krankheit beginnt, so stellt man überraschenderweise fest, daß sie bei Männern und Frauen gleich häufig sind, allerdings mit Ausnahme des auch bei vielen anderen Krankheiten bei Frauen häufigeren Symptoms „Sorgen". Das Spektrum der Symptome ist begrenzt. Zwei Symptomdimensionen treten klar hervor: affektive Symptome wie depressive Verstimmung, Angst, Schuldgefühle und Selbstmord-

Tabelle 3. Die 10 häufigsten ersten Zeichen einer schizophrenen Erkrankung (unabhängig vom Verlauf) nach Patientenangaben[1]

	Gesamt (n = 232) %	Männer (n = 108) %	Frauen (n = 124) %	p
Unruhe	19	15	22	
Depression	19	15	22	
Angst	18	17	19	
Denk- und Konzentrationsstörungen	16	19	14	
Sorgen	15	9	20	*
Mangelndes Selbstvertrauen	13	10	15	
Energieverlust, Verlangsamung	12	8	15	
Verschlechterung des Arbeitsverhaltens	11	12	10	
Sozialer Rückzug, Mißtrauen	10	8	12	
Sozialer Rückzug, Kommunikation	10	8	12	

[1] Beruhend auf geschlossenen Fragen, Mehrfachzählungen möglich; alle Items wurden auf Geschlechtsunterschiede hin geprüft
* $p \leq 0.05$

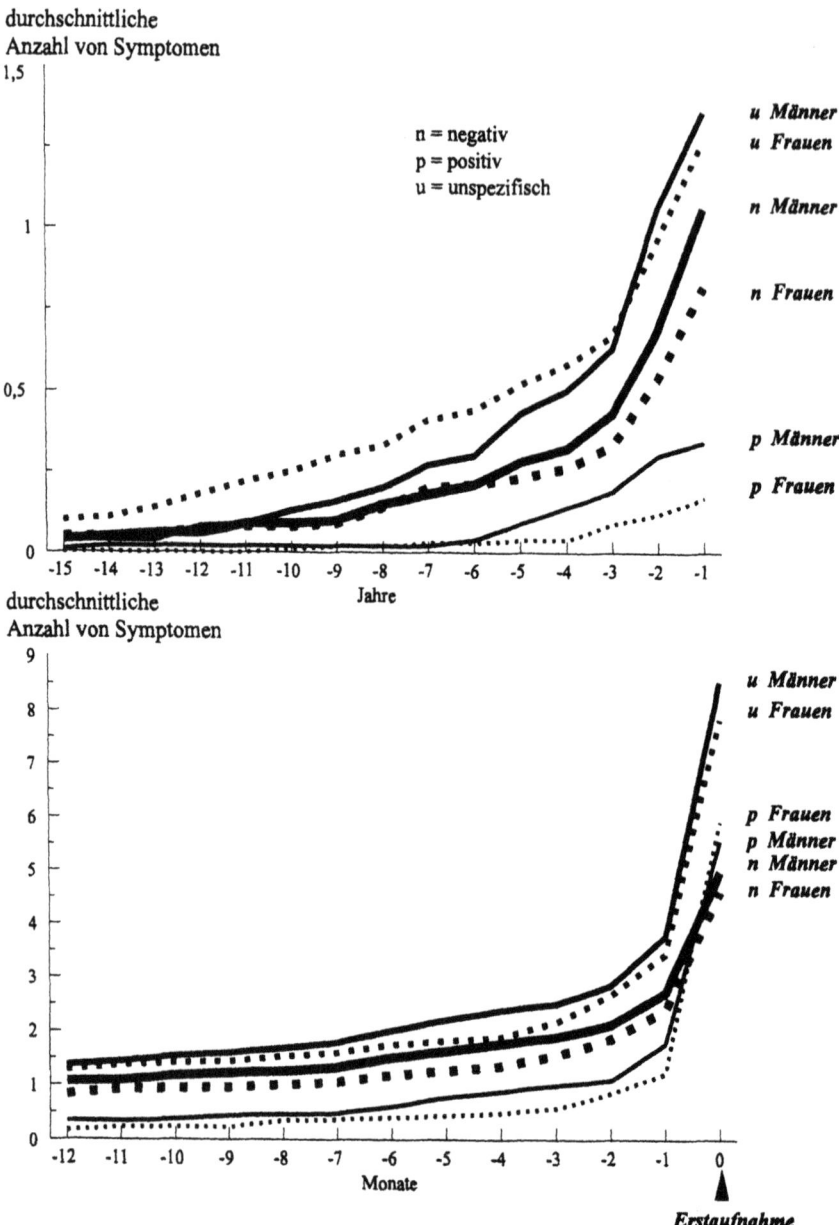

Abb. 3. Kumulative Werte positiver, negativer und unspezifischer Symptome bis zur ersten stationären Aufnahme wegen Schizophrenie (Männer 108, Frauen 124). Quelle: Häfner et al. 1995a

versuche und 2) negative Symptome wie Denk- und Konzentrationsstörungen, Energieverlust, Verlangsamung, schlechte Arbeitsleistung und sozialer Rückzug.

Gliedert man die Symptome in Anlehnung an die charakteristische Symptomatik der vollausgebildeten Schizophrenie in drei Kategorien: 1) positive oder psychotische Symptome, 2) negative Symptome und 3) unspezifische Symptome, so zeigt Abb. 3 mit der Anzahl der Symptome pro Jahr, im letzten Jahr – zur Illustration des raschen Anstiegs – pro Monat, die Akkumulation aller drei Symptomkategorien bis zum Höhepunkt der ersten Episode. Entgegen der traditionellen Lehrbuchauffassung erscheint die negative Symptomatik hier nicht als Residualsyndrom, das, einem Narbenstadium vergleichbar, der psychotischen Episode folgt. Vielmehr geht der Anstieg der negativen und unspezifischen Symptome dem ersten psychotischen Symptom lange voraus. Am Schluß des Frühverlaufs wachsen die negativen und unspezifischen Symptome der Schizophrenie im aufsteigenden Schenkel der psychotischen Episode nahezu ebenso steil wie die positiven Symptome exponentiell an. In dieser Sequenz imponiert die psychotische Episode eher als später Abschnitt oder gar als Folge der zunehmenden unspezifischen und negativen Symptomatik am Ende des als Prodromalphase bezeichneten Frühverlaufs. Darauf werden wir noch einmal zurückkommen müssen.

Negativsymptomatik und soziale Behinderung im Frühverlauf und ihre Folgen für den weiteren Verlauf

Die Tatsache, daß die Krankheit häufig mit negativen Symptomen beginnt, die bereits auf eine mögliche soziale und kognitive Beeinträchtigung verweisen, hat uns veranlaßt zu untersuchen, wann es dadurch im Frühverlauf der Schizophrenie erstmals zur sozialen Behinderung kommt. Um diese Frage zuverlässig beantworten zu können, vergleichen wir eine Teilstichprobe von 57 Erstaufnahmen wegen Schizophrenie aus Mannheim mit den eingangs erwähnten, nach Alter, Geschlecht und Wohnort individuell zugeordneten (gematchten) Stichprobe gesunder Personen aus dem Einwohnermelderegister der Stadt.

Als Indikatoren des sozialen Entwicklungsstands wählten wir 6 soziale Rollen aus, die im Hauptrisikoalter für Schizophrenie, zwischen 15 und 35 Jahren, in der gesunden Bevölkerung mit relativ hoher Wahrscheinlichkeit erfüllt werden: 1) Abschluß der Schulausbildung, 2) Abschluß der Berufsausbildung, 3) erstes Beschäftigungsverhältnis, 4) eigenes Einkommen, 5) eigene Wohnung und 6) Ehe oder stabile Partnerschaft.

Der mit der Realisierung dieser Rollen definierte soziale Entwicklungsstand steht naturgemäß, weil altersabhängig, in engem Zusammenhang mit dem Ersterkrankungsalter. Um dies zu demonstrieren, haben wir unsere Stichprobe von 232 ersten Episoden in drei Altersgruppen aufgeteilt: Krankheitsausbruch 1) unter 21 Jahren, 2) zwischen 21 und 35 Jahren und 3) über 35 Jahren. Wir untersuchten, welcher Prozentanteil der sozialen Rollen in den drei Altersgruppen jeweils erfüllt war. Wie erwartet, fand sich ein hochsignifikanter Zusammenhang: je jünger die Kranken, desto niedriger der soziale Entwicklungsstand bei Krankheitsausbruch.

Wann kommt es zu behindernden Folgen im Verlauf der Krankheit?

Wenn man nun die Kranken hinsichtlich der Anteile erfüllter oder nichterfüllter sozialer Rollen im Alter bei Krankheitsausbruch mit den gesunden Personen desselben Alters vergleicht, dann finden sich noch keine signifikanten Unterschiede. Das bedeutet, daß Schizophrene zum Zeitpunkt des Krankheitsausbruchs gegenüber Gesunden sozial noch nicht erkennbar benachteiligt sind. Dieses Ergebnis, das inzwischen durch zwei britische und eine nordfinnische Geburtskohortenstudie der Bevölkerung weitgehend bestätigt worden ist, steht im klaren Widerspruch zu der weit verbreiteten Überzeugung, die Schizophrenie werde durch soziale Benachteiligung in Kindheit und Jugend verursacht oder wenigstens mit verursacht. Zu dieser irrtümlichen Annahme und ihrer weiten Verbreitung konnte es kommen, weil eine große Zahl epidemiologischer Studien eine signifikante Häufung schizophrener Erkrankungen in den untersten sozialen Schichten gefunden hatte. Aber diese Studien waren sämtlich entweder von Prävalenzstichproben oder – mit weniger deutlichen Ergebnissen – von einer mit Erstaufnahme definierten Inzidenz und nicht vom exakten Zeitpunkt des Krankheitsausbruchs ausgegangen. Sie hatten damit einen Teil des Krankheitsverlaufs – im Mittel 6 Jahre – aus der Analyse des Zusammenhangs ausgeschlossen.

Vergleicht man nun die Anteile der Erfüllung oder der Nichterfüllung der sechs sozialen Rollen zwischen Erkrankten und gesunden Kontrollen im Alter bei Erstaufnahme und damit am Ende des im Mittel sechs Jahre betragenden Frühverlaufs, dann wird deutlich, daß zwischen diesen beiden Zeitpunkten tatsächlich erhebliche Veränderungen im sozialen Status eingetreten sind. Beim Abschluß der Schul- und Berufsausbildung, der in relativ frühem Alter erfolgt, lassen sich noch keine signifikanten Unterschiede nachweisen. In allen vier Rollen, die üblicherweise später realisiert werden, sind jedoch die Unterschiede in den absoluten Zahlen sehr deutlich, in drei davon auch signifikant. Der maximale Unterschied findet sich bei Ehe und stabiler Partnerschaft, einer sozialen Rolle, für die schizophren Erkrankte besonders vulnerabel sind.

Nachdem deutlich geworden war, daß mindestens ein großer Teil der sozialen Folgen der Schizophrenie im Frühverlauf eintritt, gingen wir der Frage nach, wann es erstmals zum Auftreten sozialer Behinderung kommt. Wir benutzten dazu ein von der Weltgesundheitsorganisation entwickeltes Instrument, das DAS, mit dem die Erfüllung sozialer Aufgaben, Rollen und Erwartungen gemessen wird. Das Ergebnis, dargestellt in Abb. 4, zeigt, daß in allen sozialen Domänen, die mit diesem Instrument gemessen wurden, eine mittelgradige bis schwere Behinderung bereits mindestens zwei Jahre vor Erstaufnahme und damit auch lange vor der ersten Behandlung eintritt. Zu diesem Zeitpunkt, d.h. zwei Jahre vor Erstaufnahme, waren 57 % unserer Kranken bereits in den sozialen Kerndomänen Arbeitsleistung, Haushaltsaufgaben, soziale Kommunikation und Freizeitaktivitäten erheblich beeinträchtigt.

Damit wird deutlich, daß die soziale Behinderung bei der Schizophrenie überwiegend bereits in der Prodromalphase der Krankheit erfolgt. Wenn ein an Schi-

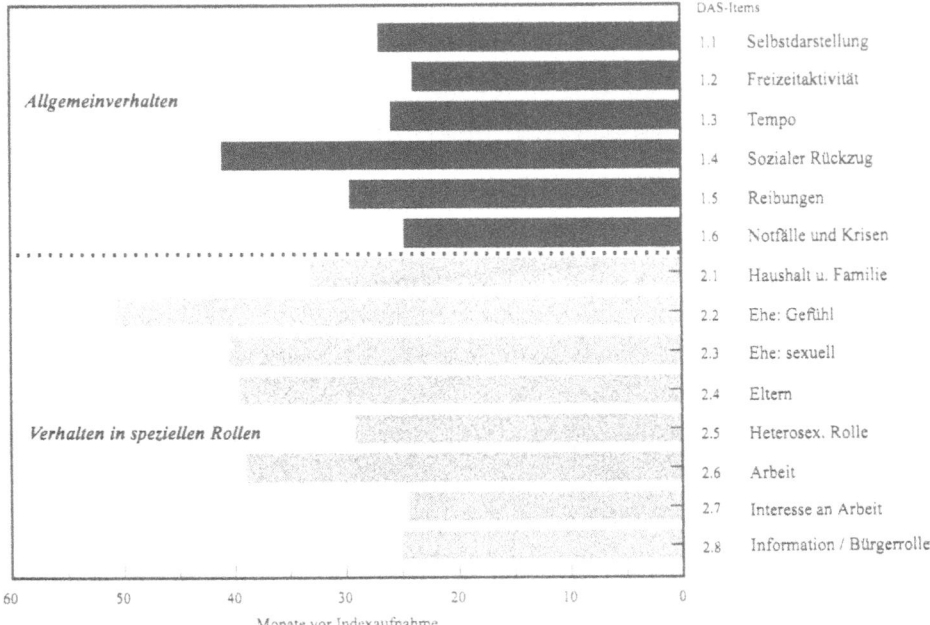

Abb. 4. Beginn sozialer Behinderung im Frühverlauf. Quelle: Häfner et al. 1996

zophrenie Erkrankter unter den gegenwärtigen Versorgungsbedingungen erstmals in Behandlung kommt, sind die ungünstigsten Folgen der Krankheit bereits eingetreten. Das kann bei oberflächlicher Betrachtung den Eindruck vermitteln, die soziale Benachteiligung habe zur Verursachung oder wenigstens zur Auslösung der Krankheit beigetragen. Der optimale Zeitpunkt zum Einsatz einer sekundär präventiven Intervention mit dem Ziel der Verminderung der Krankheitsfolgen ist überdies zu diesem Zeitpunkt bereits versäumt.

Der soziale Verlauf in der Frühphase

Alter und Stand der sozialen Entwicklung sind, wie dargetan, signifikant korreliert. Männer erkranken 3–4 Jahre früher an Schizophrenie als Frauen, aber sie heirateten im Untersuchungsjahr in der deutschen Bevölkerung auch 2,5 Jahre später. Der Stand ihrer sozialen Entwicklung beim Ausbruch der Krankheit, und zwar besonders in der Rolle von Ehe und Partnerschaft ist deshalb signifikant niedriger als jener der Frauen. Abb. 5, die den Anteil Verheirateter und in stabiler Partnerschaft Lebender beim Ausbruch der Psychose, beim ersten positiven Symptom, und beim Alter von Erstaufnahme zeigt, läßt diesen signifikanten Geschlechtsunterschied bei Kranken und Gesunden mit Maximum im Beginn, d.h. im Ersterkrankungsalter, erkennen. Über die 6jährige Beobachtungszeit hinweg holen jedoch die gesunden Männer gegenüber den gesunden Frauen langsam auf,

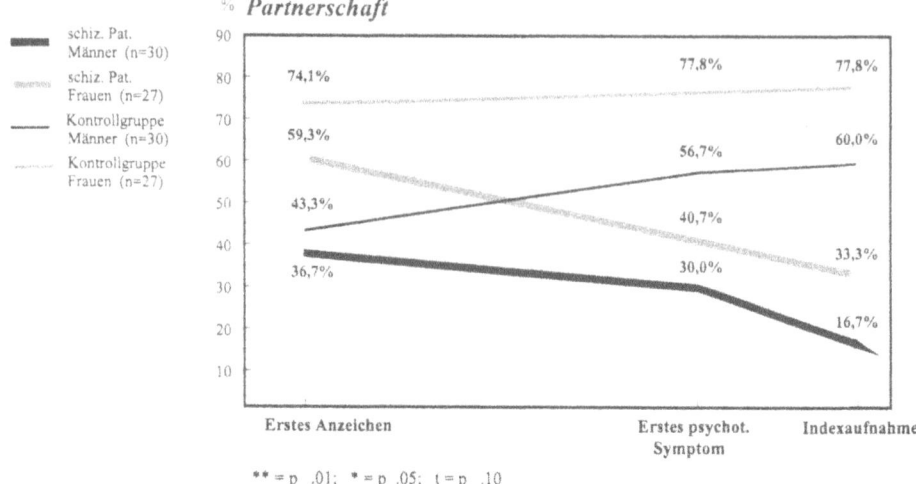

Abb. 5. Soziale Entwicklung im Frühverlauf der Schizophrenie im Vergleich zu einer nach Alter und Geschlecht gematchten Kontrollgruppe zu identischen Zeitpunkten. Quelle: Häfner et al. 1995b, modifiziert

während die an Schizophrenie erkrankten Männer und Frauen parallel über den ganzen Frühverlauf hinweg langsam absteigen. Der Anteil verheirateter oder in stabiler Partnerschaft lebender Frauen sinkt vom Beginn bis zum Ende des Frühverlaufs von 59,3 % auf 33,3 % und jener der verheirateten bzw. in stabiler Partnerschaft lebender Männer von 36,7 % auf 16,7 %. Am Beispiel dieser einen Rolle wird in besonderem Maße deutlich, daß es bereits in dieser frühen Phase der Krankheit zu einem deutlichen sozialen Abstieg kommen kann. Bei den übrigen Rollen herrscht – von der Alterszusammensetzung der Stichprobe mitdeterminiert – das Ausbleiben des altersentsprechenden sozialen Aufstiegs, die soziale Stagnation, vor.

Die Bedeutung des Entwicklungsstands und der sozialen Krankheitsfolgen für den weiteren Verlauf

Wir haben uns nun gefragt, ob der in zahlreichen Studien beschriebene ungünstigere soziale Verlauf der Schizophrenie bei Männern im Vergleich zu Frauen durch die Benachteiligung der Männer im sozialen Entwicklungsstand bei Krankheitsausbruch – sie war in der Rolle Ehe und Partnerschaft besonders deutlich geworden – erklärt werden kann. Um den Einfluß der Krankheitsschwere zu kontrollieren, die als solche durchaus für die Erklärung von Geschlechtsunterschieden im sozialen Verlauf in Frage käme, verglichen wir zuerst die Symptomatik auf dem Höhepunkt der ersten Episode zwischen Männern und Frauen. Wir fanden in Übereinstimmung mit einigen methodisch anspruchsvollen neueren Studien (Vázquez-Barquero et al. 1995) keinen signifikanten Unterschied in den positiven und negativen Kernsymptomen zwischen den Geschlechtern, aber eine signifikante Häufung von 8 sozial negativen Verhaltensweisen bei Männern: Selbstvernachlässigung, fehlendes Interesse an einer Arbeit, mangelnde Hygiene etc. Außerdem fanden wir ebenfalls als möglichen Risikofaktor für einen ungünstigeren sozialen Verlauf, eine erhöhte kumulative Prävalenz von Alkohol- und Substanzmißbrauch bei Männern im Vergleich zu Frauen im Frühverlauf. Dem gegenüber war bei Frauen nur ein sozial positives Verhaltensmerkmal, nämlich Überanpassung und Konformität, als Hinweis auf eine Tendenz zur Bewältigung der Krankheit durch soziale Anpassung signifikant gehäuft. Mit dieser Beobachtung stimmt überein, daß in zahlreichen Therapiestudien Frauen eine höhere Compliance der Medikamenteneinnahme und des ärztlich geratenen Verhaltens aufwiesen als Männer.

Nach unserer Meinung ist das sozial aversive Krankheitsverhalten der Männer nicht direkter Ausdruck der Krankheit, sondern Merkmal eines geschlechtsspezifischen Verhaltens: In allen Bevölkerungsstudien finden sich nämlich in derselben Altersgruppe erhöhte Raten von dissozialem Verhalten, Aggressivität, antisozialer Persönlichkeit, Substanz- und Alkoholmißbrauch bei Männern im Vergleich zu Frauen (Choquet & Ledoux 1994, Döpfner et al. 1997). Sowohl in Bevölkerungsstudien als bei unseren schizophren Erkrankten nimmt das sozial aversive Verhalten von Männern mit zunehmendem Alter ab.

Die Bedeutung des – geschlechtsspezifischen – Krankheitsverhaltens

In einem nächsten Schritt haben wir den symptombezogenen und den sozialen Verlauf der Krankheit über 5 Jahre ab Erstaufnahme untersucht. Das Maß der Gesamtsymptomatik (CATEGO-Symptomscore) und die Teilmaße der psychotischen und der unspezifischen Symptomatik zeigen über die sechs Querschnitte hinweg einen ausgesprochen parallelen Verlauf mit geringem Abstand und keine signifikanten Unterschiede zwischen den Geschlechtern. Vergleicht man dagegen den sozialen Verlauf zwischen Männern und Frauen an den erwähnten 8, bei Männern signifikant häufigeren sozial aversiven Verhaltensweisen, dann wird ein hochsignifikanter Unterschied über den gesamten Verlauf hinweg deutlich (Abb. 6). Dies ist ein erster Hinweis darauf, daß außer dem unterschiedlichen sozialen Entwicklungsstand der Geschlechter beim Krankheitsausbruch auch das sozial aversive Krankheitsverhalten der Männer einen ungünstigen Einfluß auf den sozialen Verlauf der Schizophrenie mindestens über die von uns untersuchte Periode von 5 Jahren ab Erstaufnahme ausüben könnte.

Vergleicht man nun nicht nur den Verlauf sozialer Indikatoren des individuellen Verhaltens der Kranken, sondern ihre objektive soziale Situation an einem geeigneten globalen Indikator, der Fähigkeit, für den eigenen Unterhalt zu sorgen, so stellt sich bereits nach Ende der Prodromalphase und ab Beginn der psychotischen Episode über den gesamten untersuchten Verlauf hinweg ein stabiler

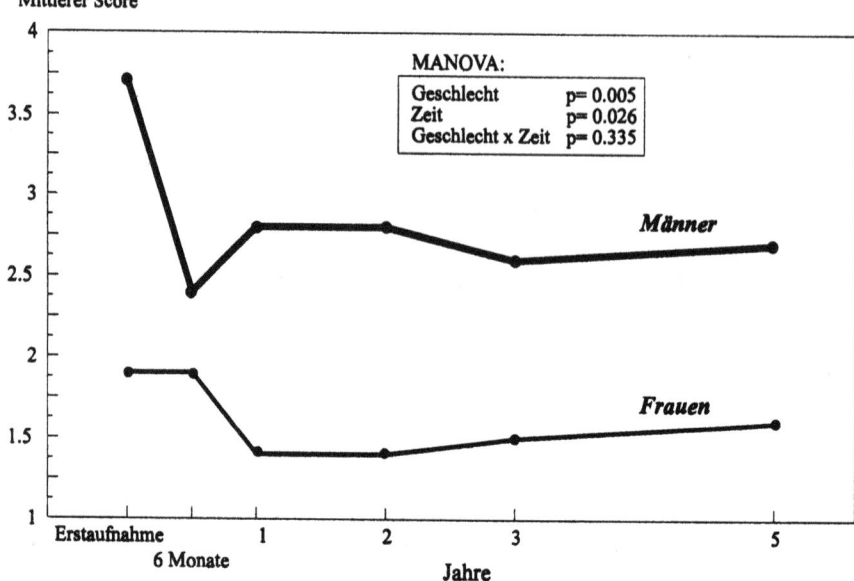

Abb. 6. Verlauf sozial negativen Verhaltens über 5 Jahre nach Erstaufnahme (6 Querschnitte) für Männer und Frauen (n = 115). Quelle: Häfner 2000

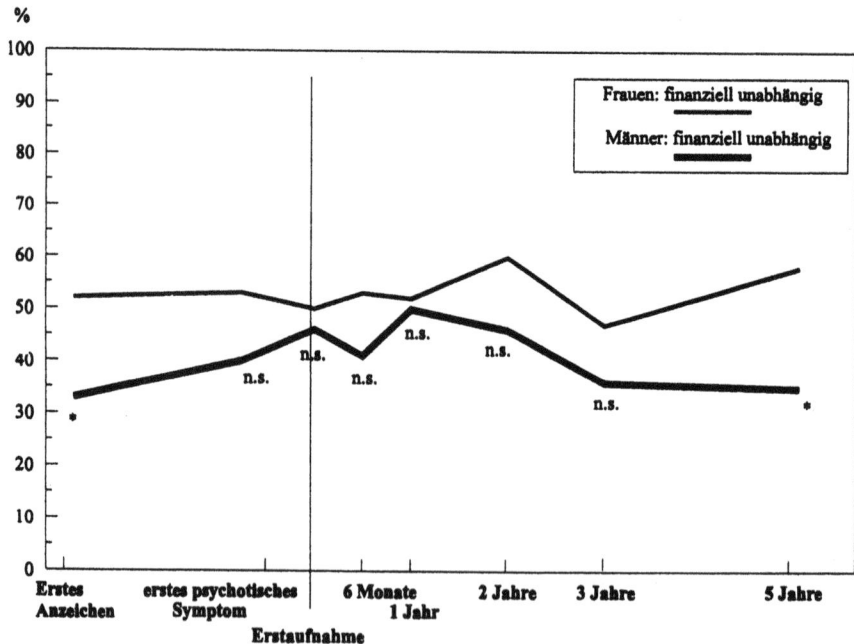

Abb. 7. Sozialer Verlauf: Finanzielle Unabhängigkeit (eigenes Einkommen oder Einkommen des Partners) bei Männern und Frauen (ABC-Verlaufsstichprobe n = 115). Quelle: Häfner 1998

Geschlechtsunterschied dar (Abb. 7). Die sozial günstigere Position der Frauen bei Ausbruch der Krankheit bleibt bis Erstaufnahme und nach 5 Jahren des weiteren Verlaufs fast unverändert erhalten.

Welche Faktoren bestimmen nun den sozialen Verlauf der Schizophrenie? Analyse an Prädiktormodellen

Wir haben nun den Vorhersagewert der beiden Faktoren aus dem Frühverlauf: sozialer Entwicklungsstand bei Krankheitsausbruch, operationalisiert als die Anzahl nicht erfüllter sozialer Rollen zu diesem Zeitpunkt, und sozial aversives Krankheitsverhalten für das soziale Outcome am Ende des 5-Jahresverlaufs analysiert. Den sozialen Status definierten wir funktional mit der Fähigkeit, den eigenen Lebensunterhalt zu verdienen. Wir benutzten ein Modell schrittweiser logistischer Regression und berücksichtigten außer den genannten Faktoren die wichtigsten, aus früheren Studien bekannten Prädiktorvariablen: Geschlecht, Alter bei Krankheitsausbruch, Art des Beginns (chronisch versus akut) und Symptomatik bei Erstaufnahme.

Abb. 8 zeigt, daß beide Prädiktoren, ein niedriger sozialer Entwicklungsstand bei Krankheitsausbruch und ein hohes Maß sozial ungünstigen Krankheitsverhaltens einen ungünstigen sozialen Outcome – nämlich finanzielle Abhängigkeit –

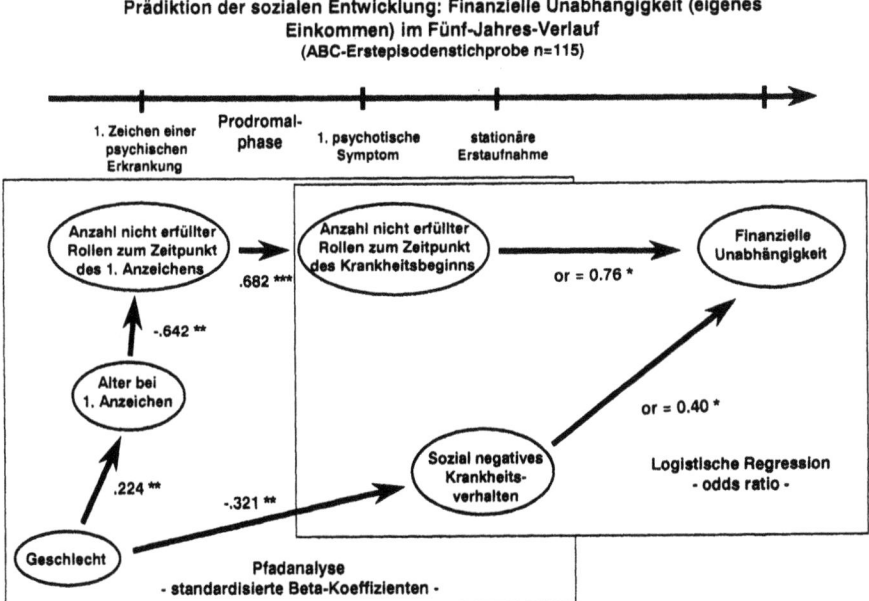

Abb. 8. Prädiktion der sozialen Entwicklung (finanzielle Unabhängigkeit) im Fünf-Jahres-Verlauf (ABC-Erstepisodenstichprobe n = 115). Quelle: Häfner et al. 2000

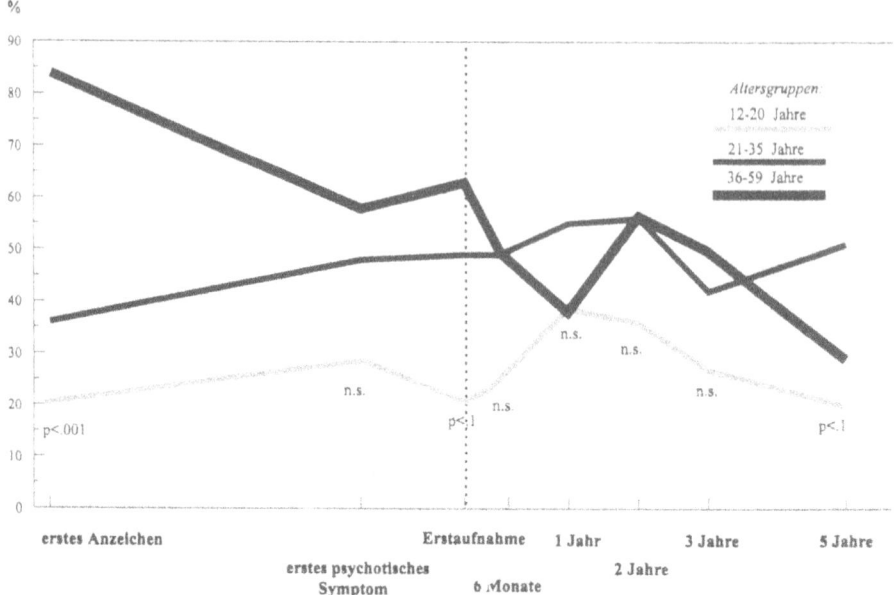

Abb. 9. Sozialer Verlauf: Finanzielle Unabhängigkeit (eigenes Einkommen oder Einkommen des Partners) nach Altersgruppen (ABC-Verlaufsstichprobe n = 115). Quelle: Häfner et al. 1998a

nach 5 Jahren signifikant vorhersagen. Dagegen haben die in der Literatur besonders hervorgehobenen Prognosefaktoren: Alter, Geschlecht, Art des Beginns und Symptommaße zum Zeitpunkt der Erstaufnahme keinen unabhängigen und direkten signifikanten Einfluß mehr auf das soziale Outcome. Ihr Einfluß wird ausschließlich über die beiden erstgenannten Variablen vermittelt, was wir in einem pfadanalytischen Modell belegen konnten. Die Vorhersagewahrscheinlichkeit ist mit etwa 70 % positiv und negativ richtig klassifizierter Fälle allerdings nur mäßig hoch, was darauf verweist, daß noch weitere Variablen, möglicherweise Umwelt- und Persönlichkeitsfaktoren, den sozialen Verlauf mit beeinflussen.

Der Zusammenhang zwischen sozialem Entwicklungsstand bei Krankheitsausbruch und sozialem Verlauf kommt, wie schon kurz erwähnt, wahrscheinlich dadurch zustande, daß die auftretende kognitive und soziale Behinderung den weiteren sozialen Aufstieg beeinträchtigt. Um diese trivial erscheinende Hypothese zu prüfen, haben wir den sozialen Verlauf über die maximale Varianz der unabhängigen Variable: sozialer Entwicklungsstand bei Krankheitsausbruch durch den Altersgruppenvergleich geprüft. Abb. 9 zeigt, daß in der jüngsten Altersgruppe vom Ausbruch an tatsächlich nur noch ein geringer, nicht signifikanter Anstieg mehr erreicht wird. Der soziale Entwicklungsstand am Ende der Prodromalphase, beim ersten Symptom der Psychose, wird nicht mehr überschritten.

Im Gegensatz dazu erfährt die älteste Gruppe von ihrem hohen sozialen Status bei Krankheitsausbruch an einen steilen Abstieg. Offensichtlich kommt es nach dem Grundsatz: Wer viel gewonnen hat, kann viel verlieren, bei hohem sozialen Entwicklungsstand zu erheblichen Verlusten in sozialen Rollen und Positionen. Dennoch bleibt der soziale Outcome später Erkrankender am Ende der untersuchten Verlaufsperiode noch leicht über dem sozialen Status der im Aufstieg behinderten früh Erkrankenden.

Wir haben also zu folgern, daß neben dem sozial aversiven Krankheitsverhalten, das sich besonders bei jüngeren Männern findet, der soziale Entwicklungsstand bei Krankheitsausbruch den weiteren sozialen Verlauf der Krankheit entscheidend beeinflußt. Die bereits in der Frühphase der Krankheit einbrechende kognitive und soziale Beeinträchtigung führt nämlich bei niedrigem sozialem Entwicklungsstand zur Behinderung des normalerweise zu erwartenden sozialen Aufstiegs. Bei hohem sozialen Entwicklungsstand hat ihre kognitiv und sozial behindernde Wirkung dagegen den Verlust sozialer Rollen und Positionen zur Folge, was zum sozialen Abstieg führen kann. In jedem Fall ist aus diesen Analysen deutlich geworden, in welchem Ausmaß die Krankheit bereits in der Frühphase lange vor Einsetzen der Behandlung zu ersten sozialen Folgen führt.

Depression im Frühverlauf und ihre Bedeutung für den weiteren Verlauf der Schizophrenie

Die negative Symptomatik der Schizophrenie und die Symptome einer Depression überschneiden sich teilweise: Mangel an Initiative, Verlangsamung und sozialer Rückzug treten bei beiden Syndromen auf. Wir haben deshalb, um das depressive Syndrom im Frühverlauf und seine Bedeutung für den weiteren Verlauf analysieren zu können, vier depressive Symptome ausgewählt, die eine geringe Überlappung mit negativen Symptomen aufweisen: Depressive Verstimmung, Schuldgefühle, Mangel an Selbstvertrauen und Suizidversuche. 81 % der Patienten hatten vor ihrer Erstaufnahme für mindestens zwei Wochen an einer depressiven Verstimmung gelitten. Die kontinuierliche Verlaufsform, d.h. eine während des gesamten Frühverlaufs präsente depressive Symptomatik überwog mit 39 % geringfügig den rezidivierenden Verlauf mit 34 %. Das einmalige Auftreten war mit 8 % selten.

Aus dem Vergleich mit den 57 nach Alter, Geschlecht und Wohnort zugeordneten gesunden Personen wurde erkennbar, daß die Häufigkeit depressiver Symptome im Frühverlauf der Schizophrenie hochsignifikant um das 3–4fache über den Erwartungswerten liegt. Das quantitativ seltene Ereignis „Selbstmordversuch" wies eine nichtsignifikante Erhöhung von 40 % auf. Es ist nicht unwahrscheinlich, daß dieses Verhältnis bei größeren Zahlen in etwa erhalten bleibt und dann auch signifikant wird. Jedenfalls sollte dieser Hinweis auf ein erhöhtes

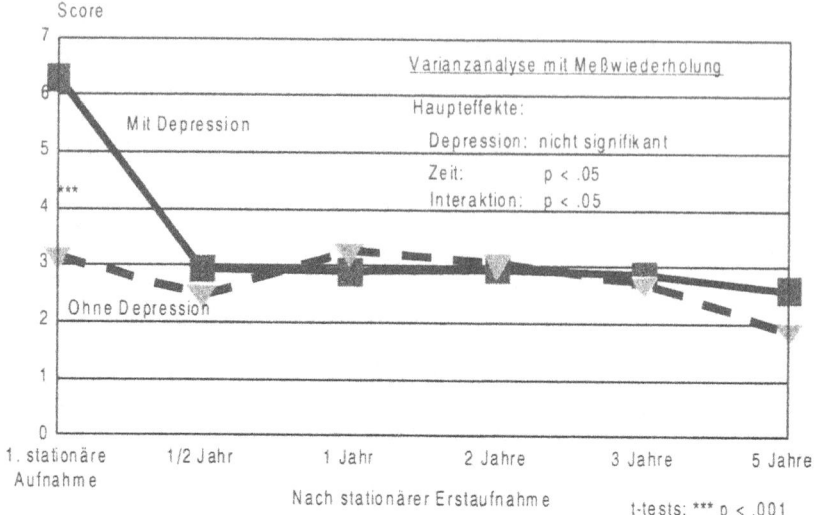

Abb. 10. a) Verlauf des CATEGO-Depressionssyndroms über 5 Jahre bei schizophren Erkrankten mit/ohne depressive Verstimmung im Frühverlauf (n = 115)

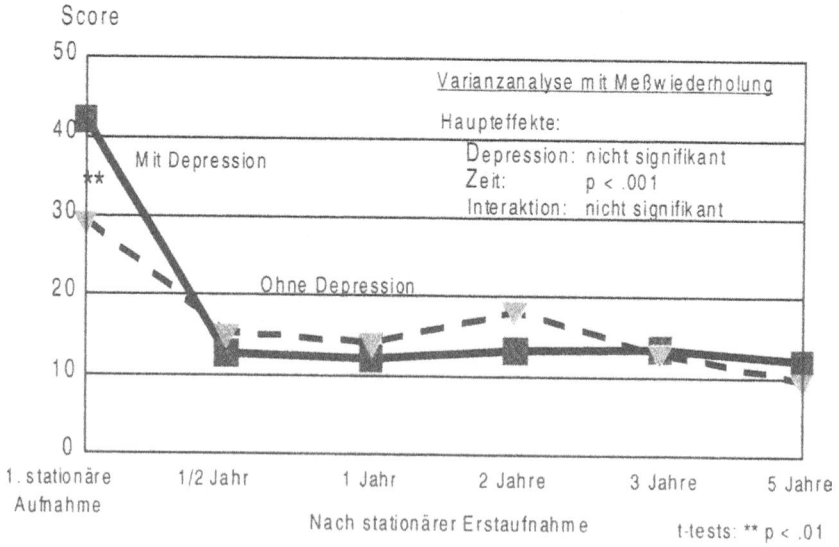

Abb. 10. b) Verlauf positiver Symptome (CATEGO-Gesamtscore) über 5 Jahre bei schizophren Erkrankten mit/ohne depressive Verstimmung im Frühverlauf (n = 115)

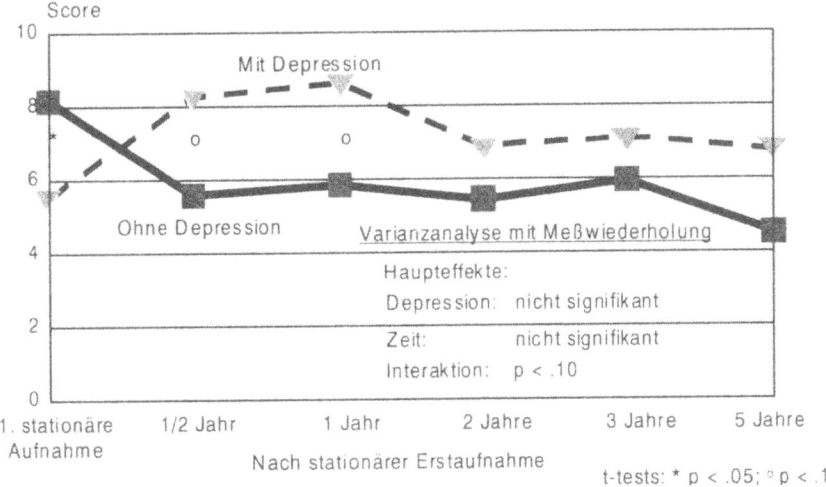

Abb. 10. c) Verlauf negativer Symptome (SANS-Gesamtscore) über 5 Jahre bei schizophren Erkrankten mit/ ohne depressive Verstimmung im Frühverlauf (n = 115)

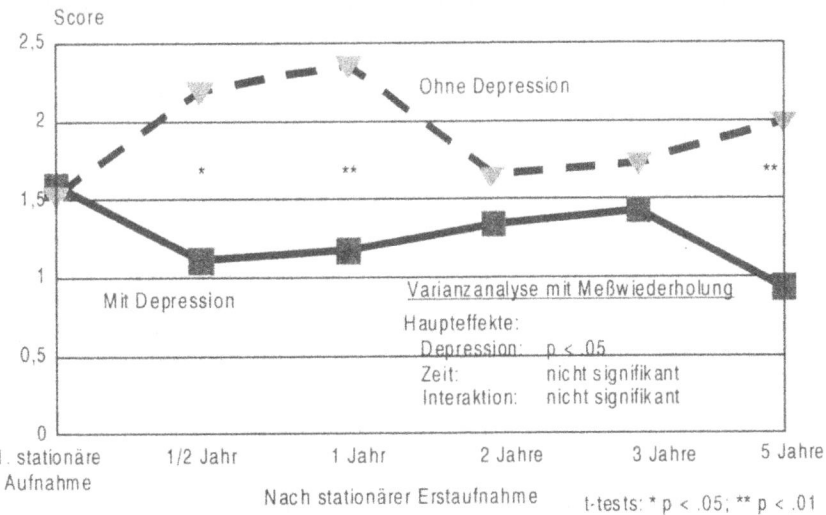

Abb. 10. d) Verlauf affektiver Verflachung (SANS-Globaleinschätzung) über 5 Jahre bei schizophren Erkrankten mit/ohne depressive Verstimmung im Frühverlauf (n = 115)

Quelle: Häfner et al. 1999a

Selbstmordversuchsrisiko im Frühverlauf der Schizophrenie vor dem ersten Behandlungskontakt, ernst genommen werden.

Um die Bedeutung von Depressivität im Frühverlauf für den weiteren Verlauf ermitteln zu können, haben wir zwei Gruppen verglichen, eine mit und eine ohne depressive Verstimmung im Frühverlauf. Auf den Zeitpunkt der ersten psychotischen Episode vorausgesagt, weisen Schizophrene mit depressiver Verstimmung im Frühverlauf insgesamt mehr depressive, unspezifische und psychotische Symptome auf. Dies bedeutet, daß ein Mehr an Depressivität im Frühverlauf eine schwerere und akutere Symptomatik der ersten Episode zur Folge hat. Anders scheint es im weiteren Verlauf zu sein. Im weiteren Verlauf verharrt jedenfalls das Ausmaß depressiver Symptome auf einem vergleichsweise niedrigerem Plateau.

Wir haben depressive Symptome im Frühverlauf als Prädiktoren des weiteren Verlaufs im Meßwiederholungsdesign über alle 6 Querschnitte und 5 Jahre geprüft. Über die akute Episode hinaus wird weder die positive noch die unspezifische Symptomatik durch depressive Symptome im Frühverlauf signifikant vorhergesagt (Abb. 10 a, b). Anders die Negativsymptomatik (Abb. 10 c, d): Fehlende depressive Symptome im Frühverlauf erhöhen geringfügig die Wahrscheinlichkeit des Auftretens negativer Symptome im weiteren Verlauf, in erheblichem und signifikantem Ausmaß jedoch nur ein negatives Symptom: die affektive Verflachung. Sie zeigt bis zu einem Jahr und zum Zeitpunkt 5 Jahre nach Erstaufnahme eine signifikante Häufung. Dieser merkwürdige Zusammenhang kommt wahrscheinlich durch eine gemeinsame Hintergrundvariable zustande: Eine Verminderung der affektiven Reagibilität erklärt mit einiger Wahrscheinlichkeit sowohl die geringere Häufigkeit depressiver Verstimmung im Frühverlauf als die niedrigere Intensität affektiven Erlebens (affektive Verflachung) im weiteren Verlauf.

Dagegen ist der kausale Mechanismus, der zum gehäuften Auftreten von Depressivität im Frühverlauf der Schizophrenie führt, auf dieser Ebene nicht zu klären. Wir haben, um hier einen Schritt weiter zu kommen, die zeitliche Sequenz des Auftretens aller Symptome des Frühverlaufs in einer Matrix von 60 Monaten bis zur Erstaufnahme aufgezeichnet. Abb. 11 läßt erkennen, daß als erstes, mit maximalem Abstand von durchschnittlich 4,3 Jahren vor Erstaufnahme, die depressiven Symptome auftreten, und zwar deutlich vor der Negativsymptomatik. Dieser Phase depressiver Vorzeichen folgt im Abstand zwischen vier und zwei Jahren vor Erstaufnahme das Auftreten praktisch aller negativen Symptome. Erst im letzten Zeitfenster, ein Jahr vor Erstaufnahme, in der Periode der ansteigenden psychotischen Episode, treten alle positiven Symptome auf.

Diese Abfolge vermittelt den Eindruck eines Stadienmodells der beginnenden Psychose. Es erinnert an frühere Versuche, Ausbruch und Entwicklung der Schizophrenie in allgemeinen Stadienmodellen darzustellen (Conrad 1958, Docherty et al. 1978). Wir haben das Conradsche Modell evaluiert, aber nur unvollständig replizieren können (Hambrecht & Häfner 1993). Zu der dargestellten Abfolge der Symptomdimensionen und zu allen bisher veröffentlichten Stadienmodellen muß einschränkend festgehalten werden, daß die zugrundeliegenden Mittelwer-

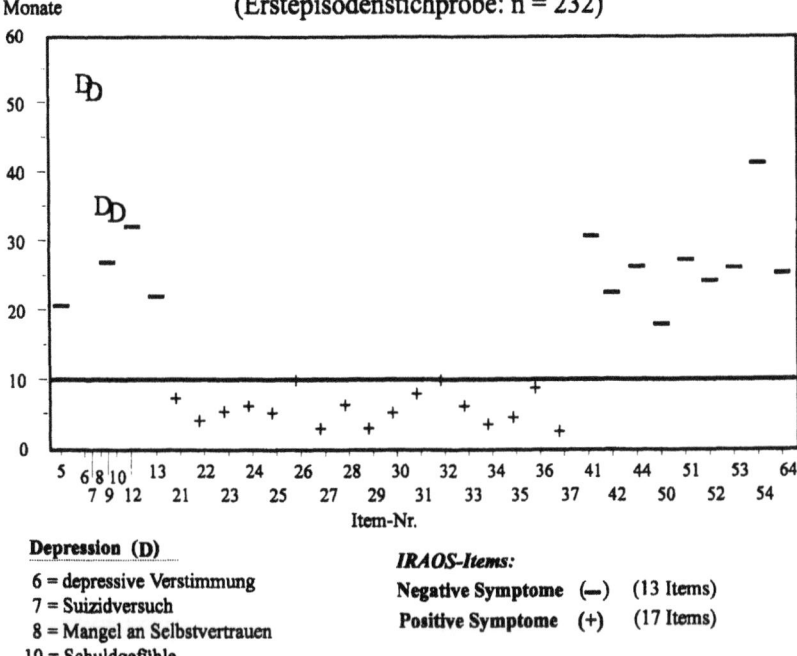

Abb. 11. Depressive, positive und negative Symptome: Zeitintervall vom Erstauftreten der Symptome bis zur Erstaufnahme mit einer Schizophreniediagnose (Erstepisodenstichprobe n = 232). Quelle: Häfner & Maurer 1999

te, wo sie überhaupt ermittelt wurden, keine Aussage über die Häufigkeit der Abfolgemuster individueller Krankheitsverläufer zulassen.

Dennoch gibt die Häufigkeit von Depressivität im Frühstadium der Entwicklung zur Schizophrenie einige bedeutsame Hinweise. Aus epidemiologischen Familienstudien ist beispielsweise bekannt, daß „obligate carriers" der Krankheit, die mit großer Wahrscheinlichkeit Genträger sind, ähnliche Syndrome aufweisen. Andererseits ist jüngst gezeigt worden, daß psychotische Symptome nicht nur in der Schizophrenie vorkommen, sondern in der Bevölkerung mit Häufigkeiten zwischen 5 und 10 % breit verteilt sind. Depression hat sich dabei als Risikofaktor für ein gehäuftes Auftreten psychotischer Symptome erwiesen.

Es liegt nahe zu vermuten, daß die genetische Disposition zur Schizophrenie häufig nur bis zu solchen unspezifischen Störungsmustern mit vorwiegend depressiver oder depressiv-negativer Symptomatik und nicht zur Psychose führt. In den Familien Schizophrener treten diese unvollständigen Krankheitsbilder einer milden „Schizophrenie" – auch Spektrumstörung genannt – häufiger auf als die vollentwickelte Krankheit. Andererseits ist an der risikoerhöhenden Bedeutung von Depression für psychotische Symptome nicht zu zweifeln.

Das frühe Auftreten depressiver Symptome lange vor dem Beginn einer antipsychotischen Behandlung und vor dem Eintreten der ersten Folgen der Krankheit macht sowohl eine durch die Medikamente bedingte als auch die Erklärung als reaktive Depression unwahrscheinlich. Vermutlich haben wir es mit frühen Anzeichen des pathophysiologischen Prozesses zu tun, der bei der Schizophrenie über die nachfolgend auftretende negative und positive Symptomatik bis zur vollausgebildeten Psychose führt, aber vermutlich auch in früheren Stadien unter dem Erscheinungsbild einer schizophrenieähnlichen Störung stehen bleiben kann.

Komorbidität mit Alkohol- und Substanzmißbrauch

Bisher haben wir uns mit Krankheitsphänomenen im engeren Sinne beschäftigt. Zahlreiche Studien haben jedoch in jüngster Zeit gezeigt, daß Alkohol- und Substanzmißbrauch bei Schizophrenen ungewöhnlich häufig ist und den Verlauf der Krankheit beeinflußt (Smith & Hucker 1994, Mueser et al. 1992, Kovasznay et al. 1997, Perkins et al. 1986). Außerdem ist die Frage, ob die Krankheit durch Substanzmißbrauch ausgelöst werden kann, noch nicht endgültig geklärt. Unser bevölkerungsbezogenes Ersteepisodensample erlaubte mit der zeitlichen Erfassung von Meilensteinen der frühen Krankheitsentwicklung mittels IRAOS, auch die zeitliche Einordnung des Beginn von Mißbrauch zu analysieren.

Die Lifetime-Prävalenz für Alkoholmißbrauch bis zum Alter bei Erstaufnahme beträgt in unserer Studie bei den Schizophrenen 24 %, bei der nach Alter, Geschlecht und Herkunftsbevölkerung gematchten Kontrollgruppe 12 % (Hambrecht & Häfner 1996). Für Substanzmißbrauch lauten die Zahlen 14 % bei den Schizophrenen versus 7 % in der Kontrollgruppe. Schizophrene sind also bereits im Frühverlauf der Krankheit deutlich stärker für Alkohol- und Substanzmißbrauch anfällig: Das relative Risiko zum Zeitpunkt der Erstaufnahme beträgt 2.

39 % der Männer, aber nur 22 % der Frauen weisen eine oder beide Formen des Mißbrauchs im Frühverlauf auf. Den höchsten Anteil an den mißbrauchten Substanzen hat – ohne wesentliche Geschlechtsunterschiede – das dopaminagonistisch wirkende Cannabis mit 88 %, gefolgt von 58 % Alkoholkonsum. Halluzinogene wie Kokain und Amphetamine spielen eine geringe Rolle.

Patienten mit Substanzmißbrauch zeigen mit 24,6 Jahren das niedrigste, Patienten ohne Alkohol- und Substanzmißbrauch mit 31,1 Jahren ein signifikant höheres Erstaufnahmealter. Patienten mit Alkohol- und Substanzmißbrauch liegen mit einem Erstaufnahmealter von 27,6 Jahren dazwischen.

Dieses zeitliche Abfolgemuster läßt an die Hypothese denken, Substanzmißbrauch führe zu einer vorzeitigen Auslösung der Schizophrenie (Gardner & Lowinson 1991). Wir haben deshalb die Abfolge des Beginns von Substanzmißbrauch und Beginn der Krankheit – in ¾ der Fälle die Prodromalphase – analysiert. Abb. 12 zeigt, daß in 33 % der Fälle der Alkoholmißbrauch und in 27 % der

a) *Alkoholmißbrauch*

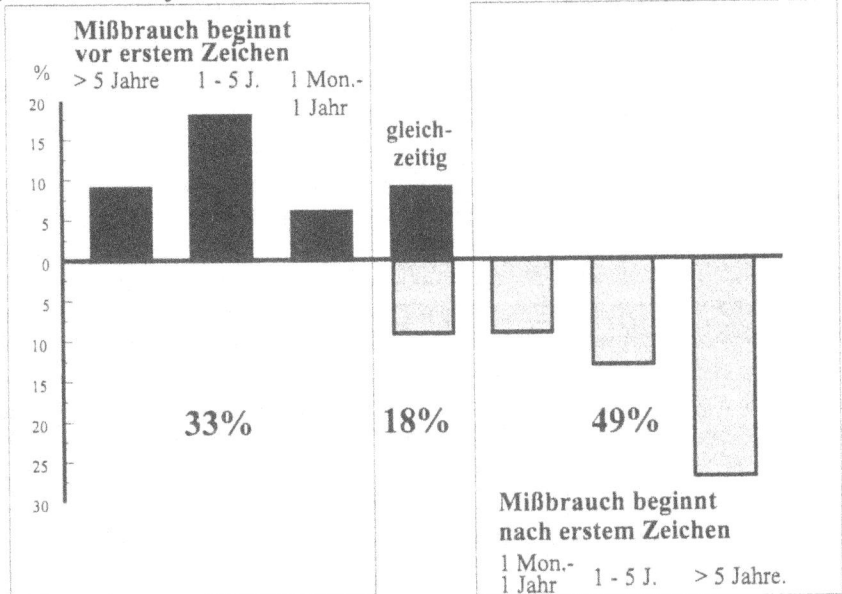

b) *Drogenmißbrauch*

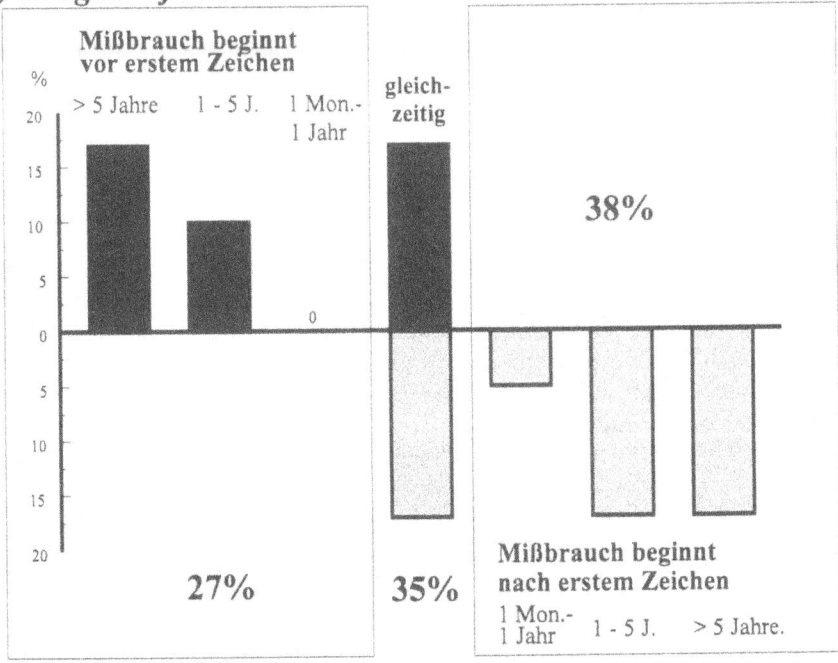

Abb. 12. Abfolge des Beginns von Substanzmißbrauch und Schizophrenie (erstes Anzeichen). Quelle: Häfner et al. 1999a

Fälle der Drogenmißbrauch vor der Krankheit beginnt. Beachtenswert ist der hohe Anteil von Beginn der Krankheit und Beginn des Mißbrauchs im selben Monat: beim Alkohol 18 % und bei Drogen (Cannabis) 35 %. Hier ist ein Beitrag zur Auslösung der Krankheit nicht ausgeschlossen, zumal das Ersterkrankungsalter in dieser Gruppe gegenüber den Kranken ohne Mißbrauch signifikant jünger ist. Dem steht gegenüber, daß in der Hälfte der Fälle von Alkohol- und in ⅔ von Substanzmißbrauch der Mißbrauch eindeutig nach Krankheitsausbruch auftritt.

Da die Entstehung psychotischer Symptome mit einer Überfunktion des dopaminergen Systems im Gehirn in Verbindung gebracht wird, ist die Auslösung der Psychose durch den Mißbrauch von Substanzen mit dopaminergen Effekten von mehreren Autoren vermutet worden. Für die Auslösung von Rückfällen bei bestehender Schizophrenie kann der Zusammenhang bereits als belegt gelten. Wir haben die Hypothese mit der Untersuchung der Abfolge des Beginns von Mißbrauch und des ersten positiven Symptoms geprüft. Tatsächlich beginnen 83 % der Fälle von Substanzmißbrauch vor dem Beginn der psychotischen Episode. Jedoch ist hier das Kriterium kurzfristige Abfolge mit nur 14 % und der Gleichzeitigkeit (im selben Monat) mit ca. 3 % nicht hinreichend erfüllt. In den weitaus meisten Fällen (80 %) erfolgte der Einstieg in den Drogenmißbrauch ein Jahr oder länger vor dem ersten psychotischen Symptom. Das bedeutet, daß die Auslösung einer ersten psychotischen Episode durch einen nicht extrem hoch dosierten Cannabis- oder Alkoholmißbrauch unwahrscheinlich ist, während die Auslösung der Krankheit selbst, also der gesamten Frühphase bei einem kleinen Teil (unter 30 %) der zur Schizophrenie disponierten Personen nicht auszuschließen ist.

Folgen von Alkohol- und Substanzmißbrauch

Wir haben nun versucht, die Folgen des frühen Alkohol- und Substanzmißbrauchs auf den weiteren Verlauf der Krankheit zu analysieren.[1] Im Gegensatz zu den beiden anderen Hauptdimensionen der Krankheit: Depressivität und Negativsymptomatik, haben wir nicht nur die prädiktive Bedeutung auf den weiteren Verlauf, sondern auch die direkten Folgen des persistierenden Alkohol- und Substanzmißbrauchs mit untersucht.

Im Anschluß an die einschlägige Literatur und im Hinblick auf die dopaminerge Wirkung einiger Substanzen haben wir drei Hypothesen formuliert: 1) Komorbidität mit Alkohol- oder Substanzmißbrauch führt zur Vermehrung positiver und zur Verminderung negativer Symptome. 2) Die Dauer des Auftretens von Symptomen wird verlängert, die Zeit in stationärer Behandlung erhöht. 3) Compliance und sozialer Verlauf werden ungünstig beeinflußt.

Der Prüfung dieser Hypothesen liegt wiederum die Verlaufsstichprobe von 115 erster Episoden zugrunde. Wir verglichen alle 29 Patienten mit Alkohol- und

---

[1] Unterschiedliche Effekte einzelner Substanzen, etwa Cannabisprodukte im Vergleich mit Alkohol, konnten wir wegen der kleinen Zahlen nicht prüfen.

Substanzmißbrauch mit 29 alters- und geschlechtsgematchten „abstinenten" Patienten der Verlaufsstichprobe. Abb. 13 zeigt den Verlauf der Positivsymptomatik über 5 Jahre. Zum Zeitpunkt der Erstaufnahme findet sich ein hochsignifikanter Unterschied mit höheren Werten (CATEGO-DAH-Scores) der psychotischen Symptomatik bei Kranken mit Mißbrauch. Die Unterschiede bleiben im weiteren Verlauf mit einem signifikanten Gruppeneffekt bestehen.

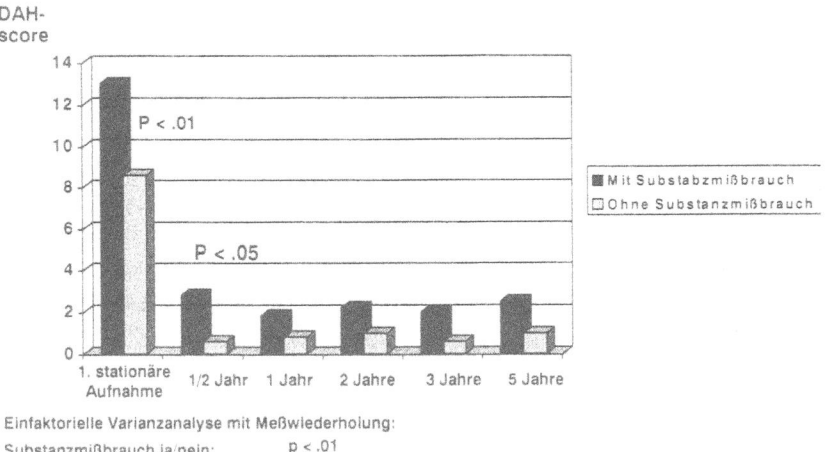

Abb. 13. Verlauf positiver Symptome (CATEGO-DAH-Score) über 5 Jahre bei schizophren Erkrankten mit/ohne Substanzmißbrauch. Quelle: Häfner et al. 1999a

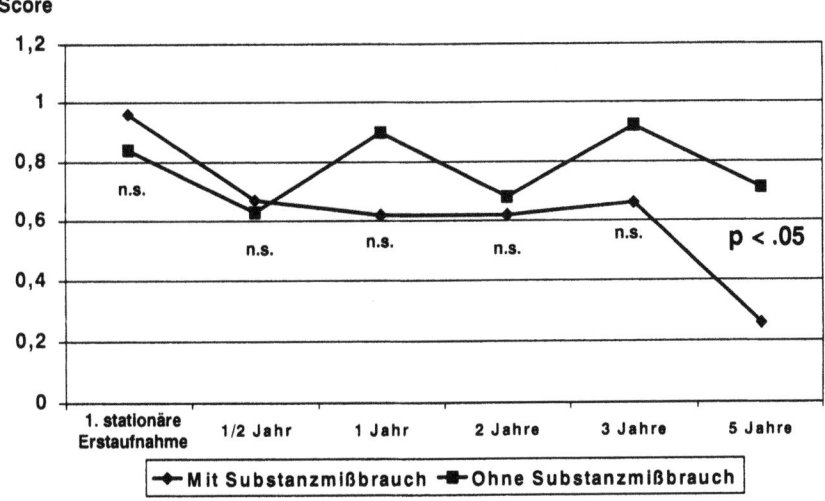

Abb. 14. Verlauf negativer Symptome (SANS-Globaleinschätzung affektive Verflachung) über 5 Jahre bei schizophren Erkrankten mit/ohne Substanzmißbrauch. Quelle: Häfner et al. 1999a

Im Maß der Negativsymptomatik (SANS-Globalscore) finden sich keine signifikanten Unterschiede zwischen beiden Gruppen über die fünf Jahre hinweg. Beim Symptom affektive Verflachung zeigen sich jedoch ab 3 Jahre nach der Erstaufnahme signifikant (p = .03) niedrigere Werte für Patienten mit Mißbrauch (Abb. 14).

Beide Gruppen verbringen die gleiche Anzahl von Tagen in stationärer Behandlung. Auch in der sozialen Behinderung, gemessen mit der DAS-Gesamteinschätzung, unterscheiden sich beide Gruppen nicht voneinander. Hinsichtlich der Compliance findet sich wieder ein signifikanter Unterschied: Patienten mit Substanz- und Alkoholmißbrauch hatten in 55,7 %, Patienten ohne Mißbrauch lediglich in 37,7 % der untersuchten Periode von 60 Monaten ihre Medikamente nicht oder nicht regelmäßig eingenommen. Bei der Prüfung der objektiven sozialen Situation kommt ein interessanter Befund zutage. Der Anteil Arbeitsloser ist bei Patienten mit Komorbidität gegenüber der Vergleichsgruppe signifikant erhöht (Tabelle 4). Der Unterschied kommt aber nur dadurch zustande, daß die Hälfte der nicht in Arbeit stehenden Patienten ohne Substanzmißbrauch, aber kein einziger Patient mit Substanzmißbrauch in Rehabilitationsmaßnahmen beschäftigt ist.

Wir können mit diesen Ergebnissen unsere eingangs formulierten Hypothesen nur teilweise stützen. Zwar führt Alkohol- und Substanzmißbrauch eindeutig zur Vermehrung psychotischer Symptomatik. Ob dieser Effekt durch schlechtere Compliance oder dopaminstimulierende Effekte der Substanzen vermittelt wird, konnten wir aber wegen der kleinen Zahlen nicht in multivariater Analyse prüfen. Auch ein Zusammenhang zwischen schlechter Compliance und fehlendem Zugang zu Rehabilitationsverfahren erscheint plausibel. Aber die geringe Bereitschaft von Rehabilitationseinrichtungen, Kranke mit begleitendem Substanz- und Alkoholmißbrauch aufzunehmen, darf dabei nicht vergessen werden.

Die erwartete Verschlechterung der objektiven sozialen Verhältnisse war im 5-Jahresverlauf noch nicht nachzuweisen. Da wir ein Erstepisodensample mit niedrigem Durchschnittsalter bei Krankheitsausbruch von 24 Jahren und relativ kurzer Mißbrauchsdauer untersucht haben, war auch mit geringeren sozialen Folgen als in der Mehrzahl der einschlägigen, meist mit langen Mißbrauchs- und Krankheitsdauern durchgeführten Studien zu rechnen. Auch regionale Aspekte der Drogenkultur und der Versorgung mit illegalen Drogen sind hier von Bedeutung. Mißbrauchsfälle mit hohem Risiko für rasch eintretende soziale Folgen, etwa

Tabelle 4. Berufstätigkeit und Substanzmißbrauch

Patienten	Berufstätig	In Schule/ Berufsausbildung	Arbeitslos	In Rehabilitation
mit Mißbrauch	38,1 % (n = 8)	4,8 % (n = 1)	57,1 % (n = 12)	0
ohne Mißbrauch	36,0 % (n = 9)	8,0 % (n = 2)	28,0 % (n = 7)	28,0 % (n = 7)

p = .03

Heroinmißbrauch, sind in unserem Sample nicht enthalten. Die Hypothese, daß es durch den Mißbrauch zu einer dauerhaften Verstärkung positiver Symptome und mit einiger Verzögerung zur Abschwächung unangenehmer negativer Symptome kommt, ließ sich jedenfalls in bescheidenem Maße stützen.

Die beschriebenen Effekte reflektieren das Bedürfnis mancher Schizophrener, besonders mittels der Cannabisprodukte, unangenehme negative Symptome zu reduzieren und dadurch die Erlebnisfähigkeit zu steigern, zumal die Verstärkung der positiven Symptome meist nicht als besonders belastend empfunden wird.

Schlußbemerkungen

Dem ersten Kontakt mit einer psychiatrischen Behandlungseinrichtung gehen derzeit bei einer schizophrenen Erkrankung auch in gut entwickelten Versorgungssystemen im Mittel 6 Jahre unbehandelten Frühverlaufs voraus: eine Prodromalphase mit unspezifischen und negativen Symptomen, die im Mittel 5 Jahre dauert, und eine psychotische Vorphase von etwa einem Jahr bis zum Höhepunkt der ersten psychotischen Episode. Wenn der Kranke erstmals in Behandlung kommt, sind die wesentlichen Folgen der Krankheit bereits eingetreten. Die für Lebensqualität und Lebensschicksal der Kranken am meisten bedeutsamen Störungsmuster: kognitive und soziale Behinderung und ihre Folgen, lassen sich mit dem derzeit späten Behandlungsbeginn nicht oder nicht mehr wesentlich verringern.

Bereits die ersten Symptome der Krankheit beeinflussen den sozialen Verlauf. Soziale Behinderung in wesentlichen Lebensdomänen tritt in mehr als der Hälfte der Erkrankungen bereits 2-4 Jahre vor Erstaufnahme ein. Sie behindert den von Begabung und Erziehung her erwarteten sozialen Aufstieg und führt zur sozialen Stagnation. Bei spät auftretenden Erkrankungen hat sie einen früh einsetzenden sozialen Abstieg von dem erreichten sozialen Niveau zur Folge. Der individuelle Stand der sozialen Entwicklung bei Krankheitsausbruch bestimmt aus diesen Gründen, vor allem bei früh auftretenden Erkrankungen, den sozialen Verlauf der Krankheit. Wegen des um mehrere Jahre früheren Ausbruchs der Krankheit und des niedrigeren sozialen Entwicklungsstands ist der soziale Verlauf der Krankheit bei Männern deutlich ungünstiger als bei Frauen. Das unterschiedliche Krankheitsverhalten der Geschlechter hat einen gleichartig verstärkenden Einfluß auf den Krankheitsverlauf: Vor allem jüngere Männer neigen zu sozial aversivem Krankheitsverhalten, während Frauen eher zu einer Bewältigung der Krankheit durch soziale Anpassung und erhöhte Konformität neigen.

Die Krankheit Schizophrenie und das Schicksal der Personen, die an dieser Krankheit leiden, ist in geringerem Maße, als weithin angenommen, einfach durch einen einheitlichen Prozeß neuronaler Dysfunktion oder Degeneration determiniert. Hinweise auf einen fortschreitender Prozeß mentalen Abbaus finden sich nur bei einer sehr kleinen Zahl von Kranken mit schizophrenen Symptomen. Es ist zweifelhaft, ob diese Gruppe dem Kernbereich schizophrener Erkrankungen zugeordnet werden kann. In der Mehrzahl beschränkt sich die aktiv fortschreitende Krankheitsphase auf den Frühverlauf und die erste psychotische Episode.

Eine besondere Rolle spielt die frühzeitig erhöhte Anfälligkeit schizophren Erkrankter für Alkohol- und Drogenmißbrauch. Sie ist bereits im Frühverlauf gegenüber der gleichaltrigen Herkunftsbevölkerung um das Doppelte erhöht. Eine Auslösung der psychotischen Episode durch Alkohol- oder Cannabismißbrauch ließ sich nicht nachweisen. Dagegen konnte die Auslösung der Krankheit, d.h. überwiegend der Prodromalphase, in einem kleinen, unter 30 % liegenden Anteil der Kranken bei vorhandener Disposition nicht ausgeschlossen werden. Im Verlauf verstärken Alkohol- und Drogenmißbrauch die psychotischen Symptome – was oft nicht als unangenehm empfunden wird, während die unangenehmen negativen Symptome mit einiger Verzögerung vermindert werden. Die genannten Substanzen werden deshalb von einigen Kranken zur Selbstbehandlung benutzt, um die Erlebnisintensität zu steigern, ohne die damit verbundenen Risiken zu bedenken. Die ungünstigen sozialen Folgen des Alkohol- und Drogenmißbrauchs treten überwiegend nach längerem Verlauf ein.

Die dargestellten Ergebnisse zwingen dazu, das traditionelle Bild der Schizophrenie als eines singulären Krankheitsprozesses zu revidieren. Nach dem progressiven Frühverlauf stellt sich die hinsichtlich ihrer Schwere außerordentlich variable Krankheit im Mittel eher als ein weitgehend stabiles denn als ein zur nachhaltigen Verschlimmerung oder Verbesserung tendierendes Geschehen dar. Die Folgen der Krankheit, in Sonderheit der soziale Verlauf, sind nicht aus der Krankheit alleine, sondern aus ihrem Zusammenspiel mit verschiedenen inneren und äußeren Faktoren, etwa der relativen Schutzwirkung von Geschlechtshormonen, des geschlechtsspezifischen Krankheitsverhaltens, des Alters und des sozialen Entwicklungsstands bei Krankheitsausbruch zu erklären. Dazu kommen wohl auch begleitende Einflüsse, etwa Alkohol- und Drogenmißbrauch einerseits und Umweltfaktoren andererseits. Dieses Interaktionsmuster verspricht Ansatzpunkte für präventive und therapeutische Interventionen.

Die Voraussetzungen für ein umfassendes Frühinterventionsprogramm sind jedoch deshalb noch nicht gegeben, weil wir auf der Basis der retrospektiv erfaßten Prodromalsymptome die Krankheit noch nicht frühzeitig erkennen und den bevorstehenden Ausbruch der Psychose noch nicht zeitlich hinreichend genau vorhersagen könnten. Es ist deshalb notwendig, auf der Basis der retrospektiv erfaßten frühen Symptom- und Verlaufsmuster ein Früherkennungsinventar zu entwickeln und prospektiv an geeigneten Risikostichproben prospektiv zu validieren. Wir haben im Rahmen des vom BMBF geförderten Multizenterprogramms MedNet Schizophrenie in Zusammenarbeit mit anderen Forschergruppen des In- und Auslandes diese Entwicklung begonnen. Eine gewisse Hoffnung auf den Erfolg dieser Bemühungen geben die in der ABC-Schizophreniestudie retrospektiv erfaßten Abfolgemuster der frühen Entwicklung einer Schizophrenie.

Unabhängig von den derzeit noch begrenzten Möglichkeiten einer frühen Schizophreniediagnose sollten depressive Zustände, Prozesse zunehmender sozialer und kognitiver Beeinträchtigung und Substanzmißbrauch in jedem Fall einer raschen und geeigneten Behandlung zugeführt werden, unabhängig davon, ob sich daraus eine Schizophrenie entwickeln wird oder nicht. Wir verfügen für diese Störungsmuster bereits über ein spezifisches und wirksames Behandlungsrepertoire.

Literatur

Beiser M, Erickson D, Flemming JAE, Iacono WG (1993) Establishing the onset of psychotic illness. American Journal of Psychiatry 150:1349–1354

Choquet M, Ledoux S (1994) Epidémiologie et adolescence. In: Confrontations psychiatriques, vol 27 (no 35). Rhone-Poulenc rorer specia, Paris, pp 287–309

Conrad K (1958) Die beginnende Schizophrenie. Versuch einer Gestaltanalyse des Wahns. Thieme-Verlag, Stuttgart New York

Docherty JP, van Kammen DP, Siris SG, Marder SR (1978) Stages of onset of schizophrenic pscyhosis. American Journal of Psychiatry 135:420–426

Döpfner M, Pluck J, Berner W, Fegert JM, Huss M, Lenz K, Schmeck K, Lehmkuhl U, Poustka F, Lehmkuhl G (1997) Mental disturbances in children and adolescents in Germany. Results of a representative study: age, gender and rater effects. Zeitschrift für Kinder- und Jugendpsychiatrie Psychotherapie 25:218–233

Gardner EL, Lowinson JH (1991) Marijuana's interaction with brain reward systems: update 1991. Pharmacology Biochemistry and Behavior 40:571–580

Gross G (1969) Prodrome und Vorpostensyndrome schizophrener Erkrankungen. In: Huber, G. (ed.) Schizophrenie und Zyklothymie. Ergebnisse und Probleme. Thieme, Stuttgart, pp 177–187

Häfner H (1994) Weshalb erkranken Frauen später an Schizophrenie? Sitzungsberichte der Heidelberger Akademie der Wissenschaften. Mathematisch-naturwissenschaftliche Klasse. Jg. 1993/1994, 1. Abhandlung

Häfner H (1998) Ist es einzig die Krankheit? In: Möller H-J, Müller N (eds.) Schizophrenie – Moderne Konzepte zu Diagnostik, Pathogenese und Therapie. Springer, Wien New York, pp 37–59

Häfner H (2000) Gender differences in first-episode schizophrenia. In: Frank E (ed) Gender and its effects on psychopathology. American Psychiatric Press, Inc., Washington, D.C, pp 187–228

Häfner H, Maurer K (1999) Methodological aspects of onset research in schizophrenia: The Mannheim study. In: López-Ibor JJ, Lieh-Mak F, Visotsky HM, Maj M (eds.) One world, one language – paving the way to better perspectives for mental health. Hogrefe & Huber Publishers; Seattle, pp 170–183

Häfner H, Riecher A, Maurer K, Meissner S, Schmidtke A, Fätkenheuer B, Löffler W, an der Heiden W (1990) Ein Instrument zur retrospektiven Einschätzung des Erkrankungsbeginns bei Schizophrenie (Instrument for the retrospective assessment of the onset of schizophrenia – „IRAOS") – Entwicklung und Ergebnisse –. Z Klin Psychol 19:230–255

Häfner H, Behrens S, Vry J de, Gattaz WF, Löffler W, Maurer K, Riecher-Rössler A (1991) Warum erkranken Frauen später an Schizophrenie? Erhöhung der Vulnerabilitätsschwelle durch Östrogen. Nervenheilkunde 10:154–163

Häfner H, Maurer K, Löffler W, Riecher-Rössler A (1993) The influence of age and sex on the onset and early course of schizophrenia. Br J Psychiatry 162:80–86

Häfner H, Maurer K, Löffler W, Bustamante S, an der Heiden W, Riecher-Rössler A, Nowotny B (1995a) Onset and early course of schizophrenia. In: Häfner, H. & Gattaz, W.F. (eds.) Search for the causes of schizophrenia, vol III. Berlin Heidelberg New York: Springer-Verlag, pp 43–66

Häfner H, Nowotny B, Löffler W, an der Heiden W, Maurer K (1995b) When and how does schizophrenia lead to social deficits? Eur Arch Psychiatry Clin Neurosci 246:17–28

Häfner H, Maurer K, Löffler W, Nowotny B (1996) Der Frühverlauf der Schizophrenie. Zeitschrift für Medizinische Psychologie 5:22–31

Häfner H, Hambrecht M, Löffler W, Munk-Jfrgensen P, Riecher-Rössler A (1998) Is schizophrenia a disorder of all ages? A comparison of first episodes and early course across the life-cycle. Psychol Med 28:351–365

Häfner H, Maurer K, Löffler W, an der Heiden W, Stein A, Könnecke R, Hambrecht M (1999a). Onset and prodromal phase as determinants of the course. In: Gattaz WF, Häfner H (eds.) Search for the causes of schizophrenie, vol. IV: Balance of the century. Steinkopff, Darmstadt; Springer, Berlin Heidelberg, pp 35–58

Häfner H, Löffler W, Maurer K, Riecher-Rössler A, Stein A (1999b) Instrument für die retrospektive Erfassung des Erkrankungsbeginns und -verlaufs bei Schizophrenie und anderen Psychosen. Hans Huber, Bern

Häfner H, Löffler W, Maurer K (2000). Challenge for early intervention. onset, prodromal phase and early course of schizophrenia. (zur Publikation eingereicht)

Hambrecht M, Häfner H (1993) „Trema, Apophänie, Apokalypse" – Ist Conrads Phasenmodell empirisch begründbar? Fortschr Neurol Psych 61:418–423

Hambrecht M, Häfner H (1996) Substance abuse and the onset of schizophrenia. Biol Psychiatry 40, 1155–63

Huber G, Gross G, Shüttler R (1979) Schizophrenie. Eine Verlaufs- und sozialpsychiatrische Langzeitstudie. Springer, Berlin Heidelberg

Johannessen JO, Larsen TK, McGlashan T (1999) Duration of untreated psychosis: An important target for intervention in schizophrenia? Nord J Psychiatry 53:275–283

Könnecke R, Häfner H, Maurer K, Löffler W, an der Heiden W (1999) The main risk factors for schizophrenia: an increased familial load and pre- and perinatal complications antagonize the protective effect of oestrogen in women. Schizophrenia Res (in press)

Kovasznay B, Fleischer J, Tanenberg-Karant M, Jandorf L, Miller AD, Bromet E (1997) Substance use disorder and the early course of illness in schizophrenia and affective psychosis. Schizophrenia Bull 23:195–201

Lewine RJ (1980) Sex differences in age of symptom onset and first hospitalization in schizophrenia. Am J Orthopsychiatry 50:316–322

Lindelius R (1979) A study of schizophrenia. Acta Psych Scand Suppl 216

Loebel AD, Lieberman JA, Alvir JMJ, Mayerhoff DI, Geisler SH, Szymanski SR (1992) Duration of psychosis and outcome in first-episode schizophrenia. Am J Psychiatry 149:1183–1188

McGorry PD, Edwards J, Mihalopoulos C, Harrigan SM, Jackson JH (1996) EPPIC: An evolving system of early detection and optimal management. Schizophrenia Res 22:305–326

Mueser KT, Bellack AS, Blanchand JJ (1992) Comorbidity of schizophrenia and substance abuse: implications for treatment. J Consulting Clin Psychology 60 (6):845–856

Murray CJL, Lopez AD (1996) The global burden of disease. Harvard School of Public Health on behalf of World Health Organization and World Bank. Distributed by Harvard University Press

Perkins KA, Simpson JC, Tsuang MT (1986) Ten-year follow-up of drug abusers with acute or chronic psychosis. Hosp Comm Psychiatry 37:481–484

Riecher-Rössler A, Häfner H, Stumbaum M, Maurer K, Schmidt R (1994) Can estradiol modulate schizophrenic symptomatology? Schizophrenia Bull 20 I:203–214

Schultze-Lutter F (2000) Früherkennung der Schizophrenie durch subjektive Beschwerdeschilderungen: Ein methodenkritischer Vergleich der Vorhersageleistung nonparametrischer statistischer und alternativer Verfahren zur Generierung von Vorhersagemodellen. Dissertation vorgelegt der Philosophischen Fakultät der Universität zu Köln

Smith J, Hucker S (1994) Schizophrenia and substance abuse. Br J Psychiatry 165:13–21

Vázquez-Barquero JL, Cuesta Nunéz MJ, de la Varga M, Herrera Castanedo S, Gaite L, Arenal A (1995) The Cantabria first episode schizophrenia study: a summary of general findings. Acta Psychiatr Scand 91:156–162

GPSR Compliance
The European Union's (EU) General Product Safety Regulation (GPSR) is a set of rules that requires consumer products to be safe and our obligations to ensure this.

If you have any concerns about our products, you can contact us on

ProductSafety@springernature.com

In case Publisher is established outside the EU, the EU authorized representative is:

Springer Nature Customer Service Center GmbH
Europaplatz 3
69115 Heidelberg, Germany

www.ingramcontent.com/pod-product-compliance
Ingram Content Group UK Ltd.
Pitfield, Milton Keynes, MK11 3LW, UK
UKHW021322180426
11947UKWH00016B/1383